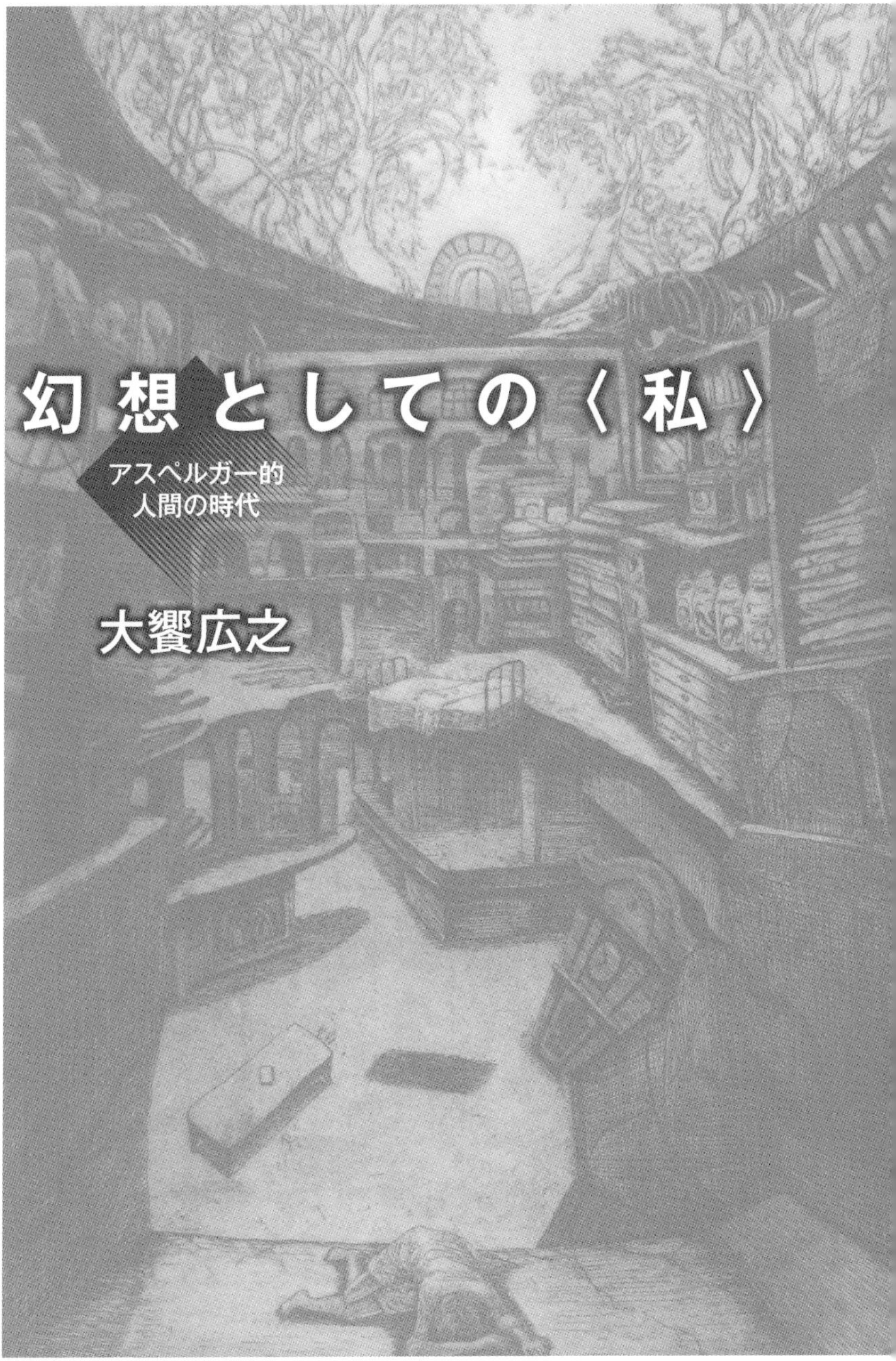

幻想としての〈私〉

アスペルガー的人間の時代

大饗広之

勁草書房

はしがき

あらゆる境界という境界を呑み込んでしまう――その流れは向こうの方からやってきて、リアルとファンタジーの枠組みを押し流し、神経症／境界例／精神病というヒエラルキーを骨抜きにして、人格の多元化やアスペルガー症候群といった奇妙な新参たちを招き入れている。そして正常と異常の境界をかるがる乗り越えて、ふつうの青年のあいだにも入り込み、いじめや引きこもり、あるいは豹変を引き起こし、いつのまにか固有の物語をもたないアスペルガー的青年を巷に溢れさせている。

この潮流は彼方〈外部〉からやってきたようにみえるが、じつは〈私〉の深層〈内部〉にもつながっていて、そうやって内部と外部をメビウスのように反転させながら、これまで封印されていた「みえないもの」を中心へと押し出しているのである。周辺にあったものが中心へと回帰し、狂気が狂気としての相貌を失い、もうふつうが何だかわからない。多元化し、中心を失くしていく巨大な潮流の背景には何があるのか、いったい何がこのような変化を引き起こしているのか、それについて本書では探っていきたいと思う。

それにしても、このおどろくべき展開がほとんど臨床のテーマとして取りあげられていないのは不思議というほかない。どうしても観察しうるもの（みえるもの）しかみようとしないデジタル化した網膜には、このメタレベルの変化は映らないようだ。しかしそのために臨床はどれほどの損失を被っていることか。これではみえない渦のなかを彷徨っているようなもの、何としても心の臨床は「みえない次元」（超越論的次元）への通路を回復しなければならない、この本はそういう思いに貫かれている。

本書の概要を示しておこう。おそらく従来の思考法に慣れた人たちには、以下のような観点はおよそ規格外に思えるかもしれないが、それも仕方がないだろう。この流れそのものが従来の参照枠を無効にしているのである。あらかじめ序章では、そういった「中心のない多元化」の全体について、まずは鳥瞰的な視座を示しておきたいと思う。そのうえで第1、2章では比較的身近な話題、すなわちキャンパスの学生たちに取材して、ふつうの青年にあらわれている「小さな物語」のモナド化に最初の手がかりを求めることにする。そして第3、4章では中心のない多元化の一方の極である多元化と、それにともなう「豹変リスク」について、さらに第5章では中心の不在（アイデンティティ失効）に由来する引きこもりの諸様態という順で検討を加えていく。第6、7章で取りあげるのは、この分野における究極のテーマともいえる統合失調症とアスペルガーであるが、終章では、この二つの病態を比較することによってはじめて見えてくる新たな次元について概説を試みたいと思う。

すでに正常と異常の境界はなし崩しにされていて、精神病理学が病態だけを（正常から切り離して）論じることができる時代はおわっている。正常〈ふつう〉という神話の時代がおわって、アイデンティティをベースに編まれていた〈私〉の実体的なイメージもすっかり多元化の渦に巻き込まれている。それはわれわれの一人ひとりが「幻想としての〈私〉」を受け入れなければならない、そういった時代の到来を告げているのである。

幻想としての〈私〉

アスペルガー的人間の時代

目次

目　次

目　次

序章　心が迷路に入っている

変わりゆく時代のなかで、多くの青年がみずからにこう問いかけている。「私は何者なのか」、あるいは「なぜ私は「この私」なのだろう」――今も昔もかわらない若者の悩みのようにもきこえるが、たんにアイデンティティ拡散といって通り過ぎるわけにもいかない。今どきは「一つの自分」にこだわっていると、友人関係からも脱落して、引きこもってしまうことになりかねないのである。むしろ、いかに軽やかに〈私〉の同一性を手放すのか、そして複数の人格モード（キャラ）のあいだをどう渡っていくのかが彼らにとってのテーマとなっている。

1　アイデンティティの終焉

いったい〈私〉の同一性はどうなってしまったのか。人生というのが一本の時間軸に並べられたエピソードの連鎖であるなら、〈私〉とは「語られた（私の）物語」のことであり、しかも物語っているのはこの私にほかならないという、入れ子のうちにある。だれもが〈私〉という属性にしばられ、どうあがいても物語の連鎖から抜け出せない。なにしろどんな物語を生きてきたのかが「その人が何者なのか」を決めるのであって、だれもがその軛《くびき》から自由にはなれない、そう信じられていたはずである。

しかしわれわれは騙されていたのかもしれない。アイデンティティというのは、どうやらモダン時代だけの幻想、ないしは支配観念にすぎなかったのである。どうみてもアイデンティティ確立が青年期の課題だった時代はおわっている。そしてわれわれは、これまでの常識を覆すような境界侵犯に日々さらされるようになっている。たとえば「ふつう」の人びとが唐突に境界例的逸脱に走ってしまい、あるいは大したストレスもないというのに、神経症レベルの人たちがしつこい幻声にとらわれるといった具合である。いつのまにか神経症／境界例／精神病という壁がとっぱらわれていて、従来のテキストが意味をなさない。かつて解離性遁走《フーガ》といえば、人生の記憶を失って放浪し、知らない場所で新しい人生をはじめることを意味したが、今ではそこに健忘の壁など必要としないのである。その気になれば、みずから同一性の殻から抜け出すこともできるし、これまでの〈私〉をリセットして、別の〈私〉にスライドすることもできる、そういったプロテウス的移行（第2章）がふつうの青年たちにもしばしば観察されるのである。

こうなってみると、〈私〉というのが、どれほど狭い枠組みのなかに閉じ込められていたのかを思わずにはいられない。「一つの〈私〉」という幻想があばかれるにともない、いつのまにか「分身する〈私〉」（イマジナリーコンパニオン）がひろがり、アスペルガー症候群のように固有の物語をもたない青年たちが跋扈しはじめている。

すでに精神はモダンという溜まり水から溢れ出し、得体のしれない潮流のなかに押し出されたかのようである。その巨大な潮流の正体をあきらかにして、〈私〉をめぐる不思議にせまっていくというのが本書の目的であるが、そこで主題となるのが〈私〉である以上、どうしてもいったん実証的方法の外に踏み出していかざるをえなくなる。ヴィトゲンシュタインのいうように「心とは世界の限界」であり、それが心として成立するかぎり、いつもすでに「だれかの心」なのである。すなわち「私の」という人称を外した（普遍化した）とたん、それは心以外の何ものかになってしまう。つまるところ心とは、あるいは精神とはほとんど〈私〉と等価であって、心の病とは〈私〉をめぐる何らかの支障にほかならない。もっといえば、心とは普遍化になじまない何かであり、脳のなかに局在を求めようとしても、まるで鵺のようにつかみどころがなくなってしまう。

それにしても、いまだに精神医学や心理学が「大いなる勘違い」から抜け出そうとしないのも困ったものである。心の臨床が実証科学的、ないしはDSM的にデジタル化していけばいくほど、ますます「〈私〉の固有性」は遠ざけられてしまう。精神疾患を脳の機能変調として捉えるかぎり、心の本質に近い部分が切り捨てられることになるのである。もうだれもがうすうす感じているはずである。いくら画像診断や生物学的精神医学が進化しても、それによって心の臨床が豊かになることなどなかった。なぜ脳のなかに痕跡を見出そうとする試みがこうまで裏切られてしまうのか、そのアポリアを解消しようとするならば、あらためて個別性が普遍性に直結するところ、すなわち現象学的観点に立ち返って内的世界に分け入っていくしかないだろう。

もちろん内的世界といっても、その方向に照準を定めるのも単純にはいかない。青年たちの内面では、すでに「一つの物語」／「二つの私」のあいだの留め金が外されて、「内部」／「外部」の境界があいまいになっている。もはや〈私〉は「一つの物語」のなかにおさまってくれないし、みずからの内面に向かっているつもりでも、ふいに「異他なるもの」(外部)が侵入してくるのをとめられない。この不可思議な状況にコミットしていこうとするならば、いったん従来のパラダイムをシャッフルしてかかるしかないだろう。「世界が錯乱的になっているのだから、それにともなってわれわれも錯乱的なものの見方に向かわなければならない」(ボードリヤール)というわけだ。

もっともそんなことをいっていると文学的にきこえるだろうし、またもやエビデンスのないままにサロン的逸脱を促しているなどと疑われるかもしれない。たしかにメタレベルでの変化は目には見えないだけに、そこに誤読やオカルトが忍び込んでくることも避けられない。はやい話、「〈私〉の分身」などを語ることからして、実証科学からするとすでにオカルトである。しかしだからといって、この多元化の大きな潮流を等閑視して、これまでのスタンスを変えないでいると、やがて足場が崩れて「転落」の危機を回避できなくなるのはみえている。いや本書を読み進めていけば、すでにわれわれが危機にとっぷりとつかっていることを実感するはずである。

さて、いま青年たちの心に何がおこっているのか、あらためて彼らの語りに耳を傾けてみることにしよう。この本では既成のテキストをいったん脇において、ひとまずは臨床から得られる素材だけに根拠を求めることにする。まずはスタティックな分類体系をシャッフルして精神の内奥に分け入っていくこと、その微かな糸口を見逃さなければ、やがては解決につながる通路がみつかるはずである。あくまでスタート地点におかれるのは彼らとのあいだに交わされる対話であって、それ以外であってはならない。

ときどき私をみている自分になってしまう。でもそうなると、そこで行為している私ってだれでしょう。

そう語ってくれたのは、キャンパスのどこにでもいる学生、これといったストレスにさらされているとも思えない、どうみても「ふつう」にしかみえない青年である。それにもかかわらず、彼女の語りには「みる私」／「みられる私」のあいだの乖離、あるいは〈私〉の成りたちをめぐる根本的な懐疑がみえかくれする。たしかに〈私〉というかぎり、そこには一貫した（統合された）主体がなければならないはずである。ところが彼女のなかでは「みる主体」／「みられる主体」が分断されてしまっている。いったい何が起こっているのか、もう少し耳を傾けてみよう。

現実は夢のおわり……というように、私にとって夢というのは「終わる現実」であって、現実は「終わらない現実」にすぎません。夢には現実とまったく同じように現実感があります。反対に現実の方が現実感を欠いていることもある。夢の中にいるときにも五感から情報を得て、その世界を体験している感じがはっきりします。だから私にとって「夢のなかにいるみたい」という表現は、現実に主体をおいて夢のなかに出かけていくというのではなくて、現実と夢が同等であることを前提として、自分が今どちらにいるのかわからないといった感覚になります。

蝶になった夢から目覚めて、自分は人間であるという夢をみている蝶ではなかったかと自問したという荘子（胡蝶の夢）を彷彿とさせるエピソードである。以前であれば、境界レベルのパーソナリティー障害も視野に入れなければならないところだが、そういった「リアリティーのゆらぎ」が疾患の枠組みを越えて、青年一般にひろがっている。

しかしこの時点で彼女のことを「ふつう」とみるのはやはり誤読ではあるまいか。読者には、どうしてもそういう考えが拭えないかもしれない。ふつう／異常がどこで分けられるのかといえば、その指標はリアリティーとファンタジーの分別（現実検討）、あるいは自己斉一性（アイデンティティ）でしかなかったはずである。

じつにその通りである。それにもかかわらず、どうしても彼女は「ふつう」にしかみえない。それゆえ、ふつうと異常の境界侵犯が生じているというのである。ふつう／異常がメビウスの輪のようにねじれて、もうこれまでの区分があてはまらない。お気づきのように、じつは迷路に入っているのは「ふつう」ないしは「現実」の方なのである。世界の自明性（「あたりまえ」）が退縮して、もう自明性の外にいることが異常とは認められない。そうやって「狂気」が薄められた形で青年のあいだに蔓延しはじめているのである。

2　八〇年代まで

もっとも、ここでいう狂気はこれまで語られてきたとおりの狂気ではない。正気／狂気の線引きが成り立たないのだから、従来の文脈のなかで狂気について語ることも許されないのである。自明性の外にいることが「異常」とは認められない——流れの発端は必ずしもはっきりしないが、九〇年代半ばあたりからその傾向に拍車がかけられたのはたしかなことである。そのいきさつを探ろうとするならば、あらためて「それ以前」についても少し振り返っておかねばならない。

八〇年代まで——精神疾患を論じるときにも、一般の心理を論じるときにも、よくもわるくも、人びとは図序‐1に示すような、内部／外部のディカトミーの外に出ることは許されなかった。どんな物語も世界の「内部」で紡がれるのであって、「外部」は物語の砂漠、そこにはいかなる物語も成立しないカオス（狂気）がポッカリと口をあけている、それこそが近代的自我にとって基本となるシェーマ——定型発達と呼ばれてきたものも、みずからの「内なるカオス」を封印（抑圧）していく過程であり、それこそが「神経症的」な大衆（近代人）をめざすことにほかならなかった。

つまり正常／異常、正義／悪、秩序／カオス……何でもいいが、とにかく八〇年代までは「ふつう」（神経症的人間）とは、二極化した世界の前者に加担している状態を意味していたのである。日常世界（内部）にとっぷりと浸かり、そのなかで一貫した自分（アイデンティティ）を確立していく、それがノーマルな発達過程と信じられていた。反対に外部には死、狂気、犯罪、腐敗といった否定

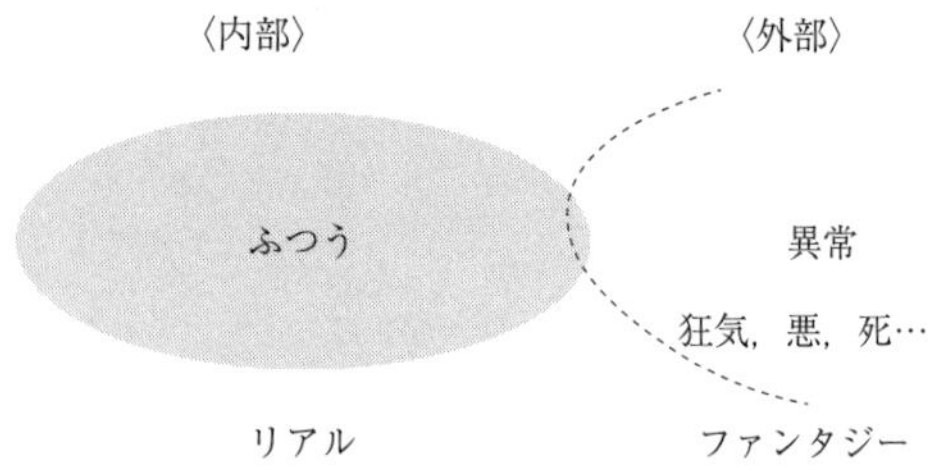

図序－1　モダン時代の二分法

的相貌がつきまとい、すべて偏見のまなざしに曝されていたのである。そういったシェーマをベースに、ひたすら図の左方に向かって、つまり明るい未来に向かってみずからを投企していく、それこそが「正しい生き方」と思われていた。

しかし考えてみれば、これは奇妙なことである。もともと世界とは、あるいは〈私〉とは、内部／外部の全体であって、ケ（日常）とハレ（祭りと狂気）のあいだには動的平衡がなければならなかった。どちらか一方を切り離すことなどできなかったはずである。にもかかわらず、近代的自我にとっては「内部」だけが理性の王国であり、そこにしっかりと錨をおろして「外部」への通路を遮断するのでなければならなかった。かくしてセルフシステムは異他なるものの侵入にいつも備えなければならなくなったのである。その原則が守られなければ、だれもが狂気（外部）の影におびえることになる。たとえば何か思いにふけっているときにも、あくまで思いは〈私〉の内面（あるいは脳）から生起してくるのであって、どこまで源泉（超越論的自我）をたどっても、〈私〉の枠外に出ることなどあってはならない。あまりにも安易に、「われ思う」（デカルトのコギト）と意識の源泉とが等号で結ばれてしまった。〈私〉とは文字通り、私秘的に閉ざされたユニットを意味するようになったのである。

それゆえ、もしもこの私秘性、ないしは「われ思う」の明証性が破られて、「私の」という人称性を外れて、思いが次々と浮かんでくる、みずからの考えの主人公になれない、あるいは〈私〉≠「考え」といった症候（幻声など）が生起するのをみると、すぐに統合失調症（一次性狂気）というレッテルがはられたのである。つまりモダンの狂気とは異他なるもの（超越論的他者）の〈私〉への侵入を意味しており、それ自体が（世界の）外部への転落（自明性の喪失）をあらわしていた。そしてそうやって転落（疎外）が語られるかぎり、そこには自明な意味体系としての一つの世界（内部）と、それに対峙する一つの主体が前提されていたのである。

先にもふれたが、その前提がはっきりと崩されたのは九〇年代も半ばになってのこと、それ以降、自明性の枠から外れることが疎外を意味しなくなってしまった。実際に、キャンパスの青年たちと話していると、内部／外部の境界がいとも簡単になしくずしにされることにしばしば驚かされる。そうして巷にあふれる自明性の外部にいるとしか思えない（ふつうの）青年たち――先ほどの学生のように、その脳裏には、自己／他者、あるいはリアル／ファンタジーの境界を越えて、さまざまな想念が忍び込んでいる。あるいはアイデンティティ（自己の一貫性）が薄れて、パースペクティブの焦点が定まらない。ときおり彼らはおどろくような「豹変」をみせるが、もちろんそうかといって（狭義の）狂気に陥っているのではないし、それによって必ずしも社会適応が悪くなっているわけでもない。もう従来のクライテリアによる分類など役に立たなくなっているのである。たとえばパーソナリティー障害にしても、摂食障害やひきこもり、あるいは「ふつう」の若者にしても、いずれにしても青年期の全体が以前とは異なる相貌であらわれてくる。リアル／ファンタジーの境界に大きな穴があいているのである。

3　中心のない多元化

心が迷路に入っている——リアル／ファンタジーがねじれて、その間隙をぬうように複数のモードが無造作に入り込んでいる。ここ二、三〇年のあいだに典型的な統合失調症がめっきり減って、うつ病もすっかり様変わりし、かつて内因性とよばれた疾患でさえ定型発達（モダンの軛）をベースにしていたことを思い知らされている。われわれは内因性の神話に踊らされていたのである。あるいは近い将来、統合失調症や古典的うつ病はモダン時代の遺物として数えられるようになるかもしれない。まさにおどろくべきスピードで、青年一般からアスペルガー症候群、さらには統合失調症までが押し流されているのである。

しかしこのメタレベルの巨大な潮流そのものが臨床上のテーマとして取りあげられることはなかったし、それをめぐる問いかけが満足な形でなされることもなかった。なにしろどの方向から切り取るのか、どんな方法論にしたがうのかによって対象のみえが大きく左右されるのである。対象の境界やクライテリアが設定できないところに実証的方法は使えない。それどころか、逆に今日の混迷を招き寄せた張本人が（心的領域における）過度の実証化である可能性だって否定できないのである。とにかくそうした潮流の全体が、科学的方法の手の平からこぼれ落ちてしまう。

もっとも意識（心的現象）にはもともと対象化を拒むもの、すなわち経験的方法によっては掬《すく》い取れない「みえない位相」が必然的に含まれるのであり、それを把握しうる生物学的指標がないか

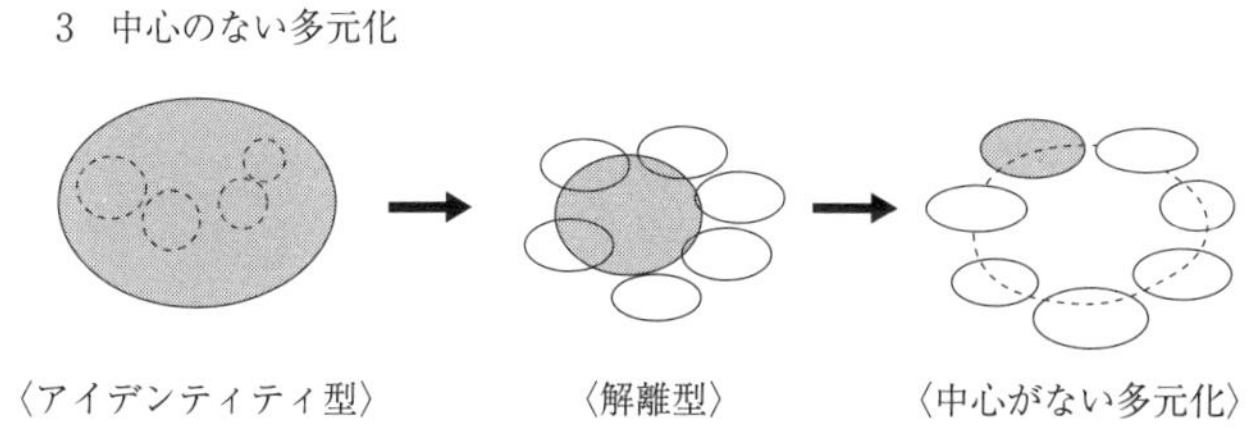

図序－2　境界の移行

らといって憂慮するにはおよばない。それに現象学的レベルでは、すでにわれわれは有力なランドマークのいくつかを手にしているのである。そのうちの一つは、実証科学の約束をなし崩しにするかにみえる「物語の多元化」であり、さらには、それにともなって進行する「中心の不在」である。ここではとりあえず両者を導きの糸として、図序‐2のような見取り図を描いておきたいと思う。二つの兆候が車の両輪のようになって「中心のない多元化」を推し進めているのである。そういったメタレベルの変遷を地として、あらゆる精神現象（図）の変容がもたらされていると考えられる。

　臨床の実践から浮かびあがるシェーマは、社会学者たちが思い描くポストモダンのイメージともいくらか異なっている。詳細は本文にゆずることにするが、こういった展開を正しく理解するには、物語の複数性ないしは階層性について、あらかじめ頭に入れておかなければならない。すなわちわれわれの経験する世界は、じつは多数の物語（小世界）の寄せ集めであって、どのパースペクティブをとるのかによって現実的（中心）／非現実的（周縁）という差異がもたらされる。現実の現実らしさは真か偽かというよりも、むしろそこにどれほどの価値がおかれるのかに拠っており、これまで「現実らしさ」の頂点（シュッツのいう至高の現実）におかれていたのが、たまたま「大きな物語」（リオタール）、ないしは科学的パラダイムだったというにすぎない。

そしてわれわれの心もまた、複数のパースペクティブ（多数の物語）によって構成されており、そのどれが妥当とみなされるのかについても、コミュニティーにどれほど適合するかに左右される。すでに触れたように、従来はメタ物語（大きな物語）に符号する一つの物語（アイデンティティ）へと収斂させていくのが定型発達の条件とみなされ、それ以外はフィルターにかけられてきた（人格の複数性が顔をのぞかせることは許されなかった）。すなわちモダン時代のベースになったのは、個々の「小さな物語」たちがより「大きな物語」に包含されるというシェーマであった。

長らく西欧近代を支配していたそのモデル（アイデンティティモデル）に翳りがみえてきたのは八〇年代も終盤になってからのこと、それまで共有されていた物語（大きな物語）が中心（メタ物語）の地位を追われて、内包されていた小さな物語たちが次々と離反をはじめたのである。そうした展開が少なからずオカルトっぽく映ったのは、そこで明るみになってきたのが世界の多元化というよりも、主体そのものの多元化（多重人格化）だったからである。何といっても「〈私〉の分身」が〈私〉から遊離してくる、そういった仰天すべき事象が科学信仰に染まった人たちに受け入れられるはずもなかった。いまだに実証科学になじまないという理由で、この展開を受け入れない人たちが少なくない。

そこで何が起こったのかを理解するには、先ほどの多元的構成についての理解を少し越えていかなければならない。（一つの）超越論的自我を源泉とみなしているかぎり、現象学的思惟が、多元化した小世界に呼応すべき「主体そのものの多元化」に至ることはできないし、ましてや〈私〉の源泉にあらわれる他者に到達することなどありえないのである。ここで起こっているのは、端的に「〈私〉とは異なる〈私〉（別人）が〈私〉のなかに出現してくる」ことであり、〈私〉が見知らぬ〈私〉に出会うことにほかならない。繰り返すが、モダンの人びとはそういった事実を受け入れる器をもたなかったたし、それゆえ生物学的・実証主義的精神医学もこうした展開には無関心を装うほかなかった（いまだに専門学会における解離をめぐる議論はきわめて低調である）。それにもかかわらず、物語どうしの不協和音はますます大きくなって、解離の時代の到来はだれの目にも明らかになっていった。

ところが、話はそれだけに留まっていなかったのである。先のシェーマ（図序－2）に示すように、解離の時代もほんの短い通過点にすぎないことがすぐに明らかになる。すなわち九〇年代半ばから、いわゆる解離とは似て非なる相貌が前面に押し出されてくるのである。一般に解離といえば、主体（中心）からの部分の分離、つまりトカゲの尻尾切りのようなイメージで語られるが、中心そのものの退縮にともない、しだいに主人格（中心）／交代人格（周辺）という差異さえはっきりしなくなってくる（どれが尻尾でどれが本体かがわからなくなる）。その背後に隠されていたのは中心のない多元化であり、それこそがこの巨大な潮流の正体であった。多元化は（従来の解離とは異なり）トラウマへの防衛というよりも中心の撤収によって導かれていたのである。ここに至ると、すでに多元化よりも中心の不在の方に主導権が移っているのがわかるであろう。そしていよいよ中心の不在が前面に押し出されてくると、（語る主体の曖昧化にともなって）多元化そのものが問題にならなくなってくる。それこそが「アスペルガー的反転」を意味するのである（第7章）。

中心のない多元化に翻弄される主体――ここまでくると、もうアイデンティティ、ないしはフロイトの現実原則といった概念などどこかにふっ飛んでしまう。（中心の防衛としての）神経症的戦略が意味をなさなくなるとともに、〈私〉そのものへの懐疑がひろがってくるのである。そしていったい、いつから自分たちの物語は一つと定められたのだろう、この現実以外のどこかに複数の現実があってもいいのではないか、そういった夢想がにわかに真実味をおびてくる。青年たちの現実は「あたりまえ」の域を大きくはみ出して、辺りにはこれまで見たこともなかった風景がひろがってくるのである。今では、その気になれば「ふつう」の青年のなかにいくらでも「異常」をみつけることができる。

これまで見たこともない風景――そのわかりやすい例としては、やはりイマジナリーコンパニオン[1]（自己の分身遊離）をあげなければならない（第3章）。大学生を対象とした最近のわれわれの調査では、信じられないことに、自分の頭のなかに「もう一人の自分」（あるいは「自分以外のだれか」）がいると答える二〇代若者がじつに三割にものぼる。いったい彼らのいう「もう一人」とは自分（内部）なのか、それとも他者（外部）なのか、いわゆる交代人格（解離性同一性障害）とはどこが違っているのか、だれもそういった疑問に答えることができない。「もう一人」はあらゆる自由度で展開して、しばしば双方向の（パラレルな）移行を強いてくるのである。そこでは主人格＞交代人格というヒエラルキーさえなしくずしにされている。中心の不在がいよいよ鮮明になってくるなかで、まるで主体そのものが他者性をはらんでしまったかのようにイマジナリーコンパニオンが勢力をひろげているのである。

もっとも〈私〉のなかに他者が介入してくるというと、どうしても解離よりももっと深刻な病態、すなわち私／他者が統合を失って裁断（断片化）されてしまう統合失調症との関係にも言及せざるをえなくなる。そういえば、いま青年のあいだにひろがっている不全感は、かつてブランケンブルクが統合失調症（寡症状内省例）のなかに見出した「自然な自明性の喪失」とも重なってみえてしまう。統合失調症に特異と信じられていた自生思考や感覚過敏（ゼロ点兆候）が彼らにも見え隠れするのである（第2章）。そしてもっと目をこらすと、それが「喪失」というよりも、自明性／非自明性の差異がはじめから発生しないアスペルガー症候群により近接していることがはっきりしてくる。それこそが精神病理学の新たな次元、スタティックなクライテリアに依存するかぎりはみえてこない、青年たちにひろがる新たな「狂気」なのである。

モダンをベースとする一次性狂気（統合失調症）から九〇年代以降になって拡張しているアスペルガー症候群へ、前者から後者への主役交代を演出し、さらにそれを青年一般へと拡散させているのも中心のない多元化なのである。統合失調症においては〈私〉のなかに忽然と「無名の他者」（超越論的他者）があらわれてくる、すなわち内部／外部がいきなり覆される（それが発病である）のに対し、もともとアスペルガー症候群では内部／外部の境界ないしは自他境界がはっきりしない。そこでは自己と他者が緩やかに反転して、どこに中心（内部）があるのかわからなくなっている。そういった中心の不在が薄められた形で青年のあいだにもひろがっている（第7章）。

もともとアスペルガー的人間は（世界の）「外部」に棲んでいるのである。彼らの目には日常世界の方が外部にみえているに違いない。そういった反転もポストモダンの時代展開のなかではじめ

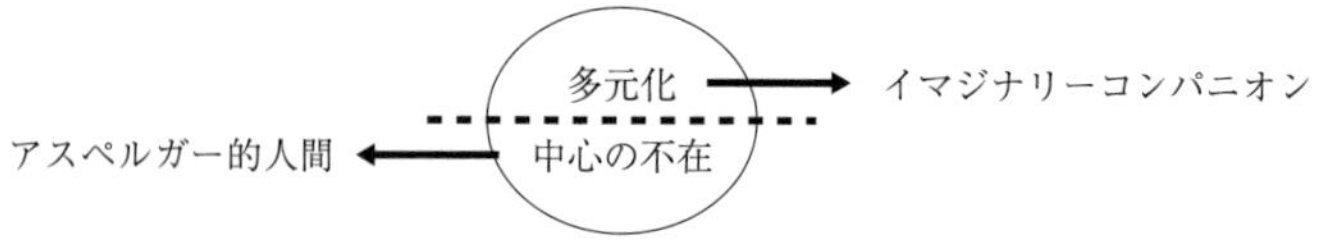

図序－3

て可能になったのである。「二つの〈私〉」に固執したにもかかわらず、つまり多元化に抗したために断片化を招いてしまうのが統合失調症であったが、それに対してアスペルガーには、はじめから「二つの〈私〉」という枠組みが共有されていない。真におどろくべきことは、そういったパラダイムの転回が、病態としての多重人格やアスペルガー症候群にかぎられていないこと、つまりわれわれのすべてが同じ「反転」を経験しているということなのである。そうやってモダンの枠組みが外されることによって秘められていたポテンシャルが解放されている。

外部へと開かれていることの恍惚と不安――それを経験しているのはアスペルガー症候群の人たちばかりではない。だれもが枠組みからの自由と、共同体から離反していく不安のなかにいて、世界への投錨（同一性保持）に駆り立てられている。今どきのオタクっぽい青年たち（第5章）に共通しているのも、中心の不在であって、もうすでに発達障害（自閉スペクトラム症）といった症候分類そのものが意味をなさなくなっている。それをいうなら、時代そのものが発達障害に陥っているといわねばならないだろう。

少し強引かもしれないが、ここでは図序－3のシェーマのように単純化しておきたいと思う。すなわち多元化／中心の不在をわかりやすく表現しているのが、それぞれイマジナリーコンパニオン／アスペルガー的人間であり、二つはシェーマに示すように表裏の関係におかれる。近い将来、こういったシェーマはエディプスないしはアイデンティティ神話に代わって前面に押し出されてくるものと考えている。

4 「みえない中心」に向かって

そうやって多元化／中心の不在という二つの兆候が相互に嵌入《かんにゅう》しながら、一般青年にまで至るスペクトラムを形成している。むろん人格の多元化が一般化しているからといって、彼らはクリニックの扉を叩くわけではないし、ときに中心の不在が青年を理解できない「豹変」に導くにしても、すぐにそこに病態としてのアスペルガー症候群をみるには及ばない。時代の潮流のなかで、すでにふつう／異常といった枠組みが外されていることを忘れてはならない。

実際に、異常がふつうにみえて、ふつうの青年のなかに異常の顔がかいまみえる、そういったふつう／異常の混淆《こんこう》（反転図式）にもわれわれはすっかり慣れっこになってしまった。もう唐突に犯行に走る青年のなかに「異常」を見出そうとしても無駄であろう（第4章）。ふつうにみえる人からいきなり「死にたい」などと打ち明けられたにしても、つい「おまえもか」と囁きたくなる。ファンタジー／リアルを分けていた壁（現実原則）が外されて、これまで大きな物語（中心）のうしろに隠されていた謎めいたもの（周辺）がさしたる抵抗もなく顔をのぞかせる。どこかに異常をみつけて、それを矯正するといったスタンス、あるいはみえる兆候だけを操作しようとする（認知行動療法的）スタイルをやめなければ、青年の生きづらさ、いじめ、自殺といった今日的問題にもアクセスできないだろう。もうどこを探しても、そういった状況に符合するマニュアルなど存在しない、というよりもマニュアルに対応する現実が失われてしまっている。

それでも希望が語れるのか――それは中心の不在をみずからの内にどう取り込んでいくのか、あるいは「〈私〉という幻想」をどれほど受け入れるのかにかかっているといってもいい。少し結論を先取りするならば、じつは古い枠組みが外された今だからこそ、新しい可能性にも開かれているというべきなのである。本書には、パラダイムシフトにともなう失敗の形式がいくつも取りあげられているが、それは失敗のなかにこそ新しい道標が示されるからにほかならない。そうして青年たちによって示される道標を手がかりに〈私〉という幻想を解放していくこと、それによって狂気とも宗教とも、あるいは実証科学とも異なる、臨床に根づいたやり方で「みえない中心」との関係を結んでいくのでなければならない。そこに通じる扉はすでに開かれていることを忘れてはならない(2)。

註

(1) 後藤和史・大饗広之（二〇一五）大学生年代におけるイマジナリーコンパニオン周辺体験の諸相　第14回日本トラウマティック・ストレス学会　http://researchmap.jp/?action=cv_download_main&upload_id=88386

(2) なお本書で取りあげる症例には、概要をそこねない範囲で必要な変更が加えられている。

第1章　まなざしの地獄

いまも昔も、青年たちの集まるキャンパスが時代をうつす鏡であることにかわりはない。心が迷路に入っている、そういわれてもピンとこないのであれば、まずは大学のキャンパスをのぞいてみることである。まずこの章では、キャンパスのなかで織りなされる人間模様に手がかりを求めることにする。

1　六〇～七〇年代の青年像

キャンパスの症候群といって何を連想するだろう。かつてこの国が成長物語のなかをひた走っていた頃、まだ大学構内にはレンガ造りの廃墟、雑草のしげれる裏庭、うす汚れた屋根裏といった「非日常」（「外部」）のニッチがあって、戦い疲れた青年に陽だまりを提供していた。七〇年代、祭

（全共闘）の季節のあと、現実への指針を失って、理由もないまま何年も留年をかさねる学生たち、すなわちスチューデントアパシー（アパシー症候群）が大学のキャンパスにはたむろしていた。夢の途中に取り残されてしまった若者たち、本業（勉強）をめぐる優勝劣敗に疲れ、優しさ志向に染まって場末の映画館やサークルの部室にたむろする、それが彼らの好んだスタイルだった。

アイデンティティという用語がしきりに飛び交うようになったのもそのあたりからである。「アイデンティティ拡散」といえば、社会参加の手前で立ちどまってしまう青年の心情が理解できるような気がしたのであろう。それ以来、アイデンティティを確立していくことが、大人になるための必要条件というコンセンサスが巷にひろがっていった。青年たちは既成の秩序（「内部」）と戦うことによって自分らしさを見出すことができると信じていたのである。

そうやって権威に押しつけられた秩序に疑問を抱いて、アイデンティティを求めてさまよった六〇～七〇年代、しかし結局、どこを探しても「青い鳥」（理想の自己イメージ）をみつけることなどできなかった。彼らは既成の枠組みを忌み嫌いながらも内部／外部のシェーマから自由になれなかったのである。本来の自分を求めて、外部への憧れに突き動かされながらも、いちかばちか外部に踏み出すことはできなかった。じつのところアイデンティティというのも、（秩序の）内部で成り立つ一貫性にすぎなかったのである。なにしろ外部には狂気、犯罪、死などの「おぞましいもの」が跋扈《ばっこ》していて、うっかりそこに足を踏み入れようものなら大変なことになる（浅間山荘事件などはその象徴である）。祭りの熱狂にのせられて秩序の周辺あたりをさまよい、そして後ろめたさを抱えながら彼らは秩序の内部へとワープしていった。それに七〇年代は高度成長の真っただなか、

「大きな物語」というのもそれほど悪くはなかったのである。

しかし青年たちのすべてが、そういったプロテウス的豹変にのせられたわけではなかった。白か黒かの二分法のなかで成長ゲームに戻れなくなった一群がキャンパスには残されたのである。後ろめたさのなか、「時代の残り香」ともいえる彼らに、世間も厳しくはあたれなかった。外部に踏み出すこともできず、そうかといって内部に安らぐこともできない、当時の大学キャンパスは彼らのモラトリアムにはもってこいの空間だったというわけである。

ところが八〇年代後半、しだいに内部／外部の均衡がくずされて、権威という権威が失墜していくにつれて、そんな呑気なこともいっていられなくなってきた。「大きな物語」が外されて、今度は、本当に秩序の外に放り出されてしまったのである。戻るべき故郷（内部）が失われてはじめて、枠組みの外が自由を意味するのではなかったことがはっきりしてきた。そこには情報ネットワークが張りめぐらされ、周囲からのまなざしが無造作に侵入してくるパノプティコンが演出されていたのである。

2　一人ではいられない

そうして九〇年代以降、キャンパスには七〇年代までとは似ても似つかぬ光景が繰りひろげられるようになった。かつて権威的なもの（父親）に対抗して青い鳥を追いかけていた頃には、それでもどこか颯爽とした空気が流れていたものである。『青年は荒野をめざす』（五木寛之）でもないが、つるんでばかりいるのはかっこわるい、あるいは「一人がかっこいい」といった潔さも認められていた。

それにしても時代が変われば人の心も変わるものである。今では多くの青年が、友人グループに属していることを希求し、一人でいることを恐れるようになっている。内部／外部の差異が消失し、学校でさえ「内部」であることをやめている。そして彼らは居場所を求めてさまようようになったのである。どこか抑うつ的にみえる若者たち、まるでキャンパスはまなざしのるつぼと化していて、一人でいられないという風潮があたりまえのようにひろがっている。

たとえば学生食堂には、一人で食事をとること（孤食）を嫌う学生たち（ランチメイト症候群）で溢れている（そのパロディー版が便所飯である）。「症候群」といっても、もちろん対人恐怖のような疾患を示唆するのではないし、学食などでの孤食は避けるといっても、彼らは町なかのファミリーレストランなどに出入りすることに抵抗は感じない。つまりこれは学校や教室、あるいは職場などの閉じた空間を舞台とする現象なのである。昨今、いくつかの大学の学生食堂に「ボッチ席」なるものが登場したことなども、こうした現象の潜在的なひろがりを物語っている。一人で食事をすることについて訊いてみると次のような答えが返ってくる。

二〇歳、女性

一人では食堂にいけない。どうしても人からみた自分を意識してしまう。じつは私には便所飯の経験もあります。周囲の目、人にどう思われるのかによって自分が決められてしまう。知っている人のなかで一人きりでご飯を食べていると「あの子、友だちがいないのかな」と思われるかもしれない。それがすごくいやです。

彼女によると一人での食事に抵抗があるのは、友だちがいない人と思われるからだという。ふつうにありがちな心理と思われるかもしれないが、そう簡単には済まされない。どう考えても、たまたま一人でいるのを見られるだけでいつも一人ぼっちと決めつけられる（キャラづけられる）というのは奇妙なのである。それは彼女の思い込み（支配観念）ともいえない、実際にそういったクレージーな決めつけがキャンパスに横行しているからである。

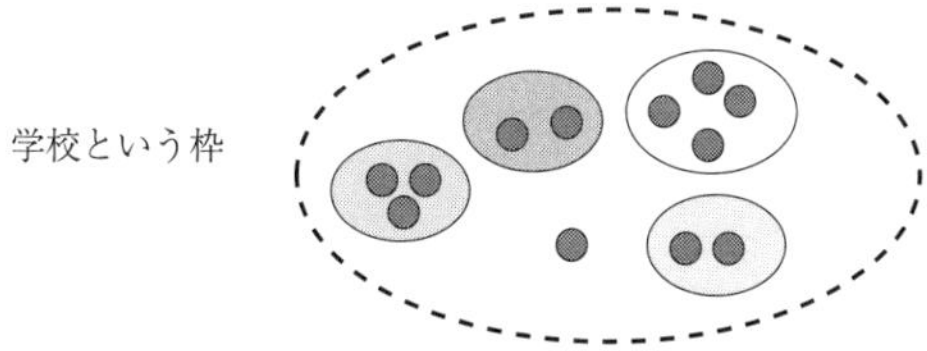

図1－1　ランチメイト症候群　教室や学食で，グループで歓談する友人たちがいるなかで「一人でいること」が限りなく苦痛に感じられる。

もう少し問題のありかをしぼっておこう。キャンパス内の食堂で一人きりで食事をとっている状況をシェーマに描いてみる。近くでは何人かの知り合いがグループで歓談している。こうした状況で、ランチメイト症候群の学生たちは周囲のまなざしに支配されてしまうのである。周囲にいるのは本人にとっての顔見知り、あるいは日頃から会話を交わしている友人である。それにもかかわらず、いや、それゆえにこそ彼らはグループからの疎外を感じるというのである。それはキャンパス全体がいつ「転落」するかわからない「外部」空間になっていることを意味している。グループに所属しないことによってこれほどの疎外感が引き起こされてしまう、そこは彼らが外部に曝される場所なのである。

八〇年代までの学校には、いうなれば空気のような所属感があったものである。少なくとも、いちいち他者から受容されているかどうかを確認する必要などなかった（もしそうならば「対人恐怖的」とラベルされた）。学校は、そこに属する学生たちを緩やかに結びつける「内部」であり、そこに属していることが個人のアイデンティティの基盤にもなっていたのである。そのなかでは（たとえ一人でいても）受容されているという前提がはたらいていた。枠組みのなかの自由が保証されていたのである。

ランチメイト症候群はその枠組み（メタ物語）の機能失調を如実に物語っている。要するに、友人グループをメタレベルで包みこんでいた大きな物語が失効しているのである。社会のなかの学校、学校のなかの教室、教室のなかのグループといった入れ子関係が成立しなくなって、小さな物語（グループ）が一人歩きしている。大きな枠組みに守られなくなると、そこは冷たい海のなか、とにかくどこかにしがみついていなければならなくなる。それゆえ小さい物語が生殺与奪をにぎるようになって、そこから脱落すると居場所が失くなるような不安に襲われてしまう。おかしなことに、大学生でさえ、入学直後から周囲に遅れることなく友人グループへの参入に精を出さなければならない。そして少なからぬ学生が自己開示（ありのままの感情）を抑えて周囲にあわせたキャラを演じるようになる。もうパノプティコンのようにまなざしに曝される空間を内部ということはできない。キャンパスという空間全体が外部にすりかわっているのである。それにもかかわらず学生ならば毎日のようにそこに通わなければならない。その空間から逃げることができないのである。

しかしそこがすっかり外部になってしまえば、つまり周囲にいるのが見知らぬ他人ばかりになれば、所属しているかどうかが問われることもないし、それゆえまなざしを意識することもないだろう。彼らが街角のファミリーレストランに入ることに抵抗がないのも、周囲にいるのが通りすがりの他人、二度とかかわることのない人だからである。それを考えると、学校というのはじつに奇妙な空間、そこは心理的には外部であるにもかかわらず、名目上は毎日のように同じ顔をつきあわせる内部なのである。すなわち内部／外部が交叉する、何とも居心地の悪い中間地帯、もうとっくに中心が失われているにもかかわらず、（内容をもたない）枠組みだけが巾をきかせている。

学校は社会の縮図、というと陳腐にきこえるが、たしかに八〇年代までは、学校のなかで形成したアイデンティティ（一貫した自己）が社会にも通じる汎用性をもっていたのである。ところがグローバル化のなかで大きな枠組が機能失調に陥り、そこに属するものに同一性を与える機能が奪われていった。それにつれて一人でいることの意味合いもすっかり変貌しているのである。まなざしにプレッシャーを感じるとき、もはや相手は自分にとっての仲間とはいえない。極端にいえば、友人とは自分の位置づけを「外部」から告知する何者かであり、要するに、互いが互いを監視するまなざしと化しているのである。ランチメイト症候群はそれを象徴するかのように、性別を問わず、密かなひろがりをみせている。

二〇歳、男性

一人ぼっちと思われたくない。一人ぼっちがすごく恥ずかしい。いったん「あいつは一人ぼっち」と

自己イメージが設定できない
↓
まなざしのなかで自己イメージ（キャラ）
を獲得しなければならない

図1－2

思われるとボッチキャラから抜けられなくなる。一人で食べるくらいなら、アパートに帰って食べてくる。「人の目がそんなに気になるのはどうして?」自分というのがしっかりしていないからかな。いつも人のなかに生きるしかないっていう感じなのかも。

彼によると、周囲のまなざしが気になるのは、自分がしっかりしていない、あるいは自分がないからだというが、先ほども述べたように、それは必ずしも一人で行動できないということを意味しない。事実、彼はアパートで一人ですごす時間を大切にしているのであり、休日に一人でぶらぶら旅行に出かけることを楽しみにしていた。ところがキャンパス（学生食堂）のなかでは友人グループから離れることができない。それは他者から独立した形で自己イメージが設定できないからである。

それゆえ、彼らは友人グループのなかでポジショニング（位置取り）を確認しなければならない。そこで見逃せないのが、いったん一人ぼっちと思われると「ボッチキャラ」から抜け出せなくなるというくだりである。なぜたまたま一人でいるのをみられることによって、そのキャラづけが固定されてしまうのか。それについて彼は次のように答えている（「　」内は筆者）。

たとえば何人か集まると、グループのなかでは自動的にキャラが決められてしまう。というか、自分はだれかのキャラとかぶらないようにして、決められたキャラを演じなければならない。「もともとの自分を抑えて?」う〜ん抑えるってことでもないかも。かかわる人が変わるとキャラも変わるから、もともとの自分がどうなのかっていわれてもわからない。そうやって自分のキャラを演じ分けないと人とはかかわれないから……。［けっこう無理していない？］そういわれると、話をするとき、自分の思っていることや感じていることがあってもすぐには口に出さないから、やっぱり無理しているのかも。相手の反応にあわせて話を進めているのは確か。ときには思ってもいないことなんかもいいながら、その人とうまくつきあうようにしている。相手の顔色を伺うのがあたりまえになっている。［意識して演じている？］演じている？　でも自然にそうなっちゃうんです。自分がないといわれても仕方がないけど、でもそれはたぶんぼくだけじゃない、だれでもそんな風につきあっているんじゃないですか。

だれにかかわるのかによって自分のキャラも変えられる。そこでは自己イメージ（アイデンティティ）の汎用性が失われているのである。今どきは複数の人格モードを使いこなせなければ交友範囲も狭められてしまう。たとえば引きこもりに陥ってしまうのは、むしろ自己の内的一貫性（対自的同一性）を手放すことができない人たちなのである（第5章）。

3 「みられる〈私〉」への強迫

そうやって、周囲のまなざしを読み取って、そのつどの自己イメージ（対人モード）を演じ分けていかなければならない。「私が私であること」の根幹部分に他者のまなざしが食い込んでいるのである。グループのなかで、いったん人格モード（キャラ）が割りあてられると、なかなかそこから抜け出せなくなって、それがなかば自明視されてしまう。キャラは周囲からあてがわれるものであり、彼自身が選択するのではない。続けて彼は次のように語ってくれた。

教室や学校という一つの閉じた空間のなかで、一人ぼっちでいるところを見られてしまうと、閉じた空間のなかで自分のマイナスのキャラづけが広がって、その先、数年は周りからそういう目でみられてしまう。

なるほど本当に数年にもわたってマイナスの自己イメージを変更できないのだとしたら、それは深刻にちがいない。しかしここでいう「閉じた空間」というのは何を意味しているのだろう。

［どうしてキャラづけがそんなに広がってしまう?］それはケータイやSNSのせいだと思う。昔ならば人の噂なんかはそれほど気にしなくてよかったのかもしれないけど、今はネットなんかでマイナスのイメージでいったん話題にのぼると一気にひろがってしまうから。とにかくいつも人の目にさらされて隠れるところがない。さすがに便所飯はぼくには経験がないけど、便所は誰にも見られないところだから、そこだけが落ち着けるという気持ちもわからないでもない。

たまたま一人で食べているという事実が「たまたま」では終わらないのはSNSのネットワークによるのだという。そこにSNSが介在することによって、それこそ人の噂に戸が立てられなくなってしまう。しかもその情報は永久保存されるというのである。自己イメージが時間的にも空間的にも本人のコントロールを離れてひろがってしまう。周囲のまなざしは彼のイメージをニュートラルなままで放っておいてはくれないらしい。情報ネットワークのなかでは偶然性の枠を越えて、キャンパスでのワンカットがいつまでも残像として刻印されるかもしれない。もはや学生食堂という空間は、閉じた空間でありながら少しも閉じられてはいないのである。そこはSNSを介して、いったん刻印された自己イメージが、自分の知らないところで一人歩きしてしまう、無限に開かれる「閉じた空間」なのである。

どこまでも開かれてしまう閉じた空間に若者たちは翻弄されている。そうやって内部／外部の境界が覆されると、どこにも居場所がなくなってしまう。いつでもだれとでもつながることができるのは便利かもしれないが、それによって心的距離がこれほど攪乱されるとしたら事態は深刻であろう。だれもが居場所を希求するようになって、今度は「つながっていてあたりまえ」、あるいは、「いつもつながっていないと落ち着かない」という強迫に陥ってしまうのである。いつでも、そのつどの友人グループ（小さな物語）にしがみついていなければならないが、それもまた単純にはいかない。あまり深くつながってしまうと、今度はそこから抜け出せなくなるからである。めまぐるしく変転する流れのなかでは、一つのモードだけに深くのめり込むのもまたリスキーである。複数のモードのあいだを滑走していく軽やかさも持ち合わせていなければならない。そのためにはあまり深い対人関係はもたない方が無難かもしれない。

そうやって青年たちは対人距離を測りながら、めくるめく対人関係のなかを泳いでいかなければならない。教室のいじめやランチメイト症候群の背景にあったのも、そのように微妙に変転する人間模様であった。いつでもつながっていなければならない。しかも深くつながってしまうのもやっかいである。

一九歳、女性

いつもつながっていないと心配。どこでだれが何をしているのか、自分はだれとつながっているとか、SNSで簡単に発信ができるようになればなるほど、かえって二四時間つながっていないと「ボッチになっているかも」という不安にとらわれてしまう。SNS依存症になっているのかも……。高校時代、一緒にプリクラを撮った友人たちとチーム名をつけて、ブログに投稿してコメントしあっていたんだけど、友人のコメントにこちらが返さないでいると「なんで返してくれないの」って相手が怒ってきた。今の人間関係って仲のよさを互いに確かめあっていて、ときにはそれを周りにアピールしているところがある。でも結局つながっていても表面的でうわついていて……だからもっともっとつながっていたくなるのかもしれない。本音で話しあって尊敬しあって高めあうって実感は少しも持てない。

互いにつながっているのが自明になると、つながっていない状況が否定的な価値をおびてしまいかねない。図1－3に示すような循環に入り込んでしまうと、一人でいることが関係（まなざし）からの自由というよりも関係からの疎外を意味するようになるのである。

つまり青年たちの「つながり強迫」には、学校といった（大きな）枠組みが失効し、そのつどの

（小さな）グループのなかで自己イメージを確保しなければならないことに加えて、その全体がSNSのネットワークに開かれているという事情が入り込んでいる。望みもしないのにSNSの無限ネットワークに捉えられた若者たちこそ悲劇である。そこは内部／外部がメビウスのように出し抜いてくる世界であり、次のような「まなざしの地獄」に陥ってしまう若者もけっして稀ではない。

二二歳、男性

いま思い出すと、学校ではクラスの皆とつながっていたというか、人の目があるのがあたりまえの生活になっていたと思う。学校にいって話すことは、学校の外で何があったのか……たとえばどんなテレビをみたのかとか、どこへいったのかってことだから……一人のときも、ネタ探しのための時間になっていたと思う。［舞台に立つための舞台裏?］そうそう、人の目の中毒みたいになっていて……人の目から外れるにはすごい時間と労力がいることが最近わかるようになった。［人の目の中毒はいつ頃から?］中学に入った頃からだったかな。こういうことがあったよと話していても不自然で、そのときそのときに没入していない感じになっていた。［人にどうとられるかばかり計算していた?］一人でいるときも、人に話すことを前提として行動していた気がする。一人でゲームやっているときも、人に話せないことをやっていても意味がないと思ったこともある。

いつでもつながることができる
↓
つながっているのがあたりまえ
↓　↑
一人でいることにマイナス評価

図1−3　つながり強迫

以前は、こういった「まなざし（みられる自己）への強迫」は、パーソナリティー障害か、ないしは対人恐怖に特有と考えられていた。たしかにまなざしに巻き込まれてしまう、あるいは他者を巻きこんでしまうというのは、母に依存せずには生きられない幼児のような自他未分を連想させたものである。そういったまなざしから離れられない状況が、ＳＮＳやケータイによる対人距離の攪乱によって加速しているのである。ＳＮＳを内蔵した脳ミソには、同時に他人のまなざしも組み込まれてしまう。

そうやって無制限に結びつけられてしまうにもかかわらず、小さな物語たちには窓がない。モナド化した友人グループには互いのあいだの交通がないばかりか、モナド的閉鎖系のなかでは（グループの凝集性をたかめるために）他のメンバーを排斥する力がはたらくのである。「いつでもどこでも」通用していたはずのアイデンティティ（自己の斉一性）というセキュリティーカードが有効期限を切ってしまうと、その場の空気を読んで状況に応じて人格モードを変化させていくほかない。そうなるとアイデンティティなどはかえって邪魔になってくる。

七〇年代に「一人でいること」がかっこいいと思われたのは、そこには他者に拘束されない自由が象徴されていたからであった。しかし今から思えば、それも大きな枠組みのなかでの価値意識にすぎなかった。枠組みが安定しているからこそ、そこから出立（反抗）する自由もあったというわけだ。そういった選択の基盤が奪われてしまうと「外部」をイメージすることもできなくなってしまう。

だから、もう青年たちは荒野（外部）をめざさない。いつでも空気を読みながら、そのつどの人格モードを選択していかなければならない。明日になればグループからの期待を裏切ってしまうかもしれない。いつ足場が崩れてしまうかもしれない不安に絶えず怯えてメールチェックに余念がない。

〈この章のまとめ〉

- かつて学校は汎用性のあるシステム（小さな社会）として機能し、その枠組のなかでは友人グループが自然発生的に出没していた。どこの学校、どのクラスにいるのかという所属意識がはたらいて、どのグループに属していても、あるいは属していなくても、とりあえず「枠組みのなかでの自由」が保たれていた。それぞれの友人グループが教室というより大きな秩序に内包されていたのである。
- ところが、「大きな秩序」の失墜にともない、内包されていた「小さな物語」（友人グループ）がモナド的閉鎖系となって前景に押し出されるようになる。九〇年代以降、そういった境界移行が加速するにともなって、青年たちは枠組みのなかの自由を失い、小さな物語からの脱落をおそれるようになった。
- 「モナド化」した小さな物語に参入するためには、個々の内的一貫性（対自的同一性）がかえって邪魔になる。アイデンティティが汎用性を失うとともに、青年たちは多元的な人格モード（キャラ）を演じるようになっている。
- 転落をおそれて友人グループに執着する一方で、彼らはみずからの人格モードを変換しながら、小さな物語たちのあいだを渡っていかなければならない。つながり強迫（深くつながること）と

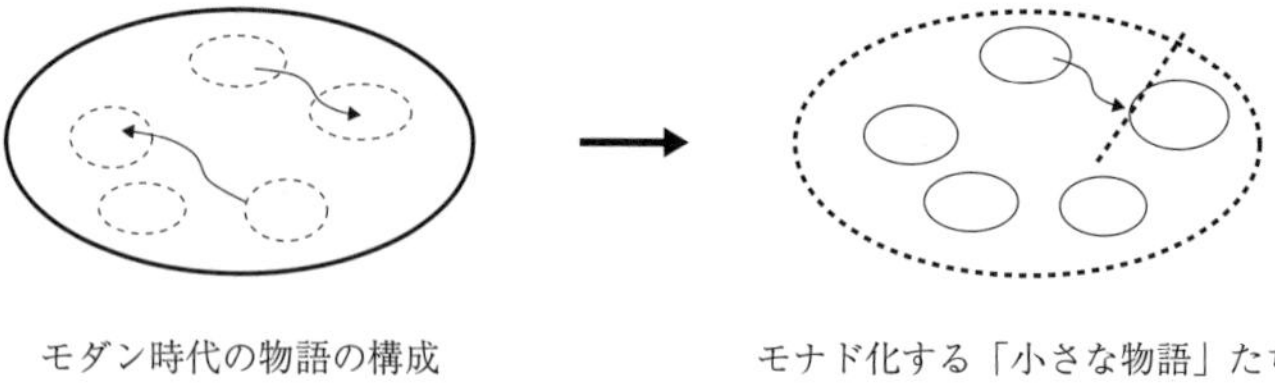

図１−４

人格モードの可変性（すなわち関係の希薄化）のあいだで青年たちは引き裂かれてしまう。

- こうした背景図式の移行（図１−４）をランチメイト症候群のシェーマ（図１−１）はわかりやすく表現している。

第2章　物語をシャッフルする

前章では、キャンパスのいたるところでモナド的閉鎖系（小さな物語）による囲い込みが生じていることが示されたが、いったん「まなざしの牢獄」に入り込んでしまうと、なかには深刻な症状を呈するようになってクリニックを訪れるケースも少なくない。この章では診察室に舞台を移して、もう少し彼らの内面に切り込んでみることにしよう。

1　「小さな物語」のなかで

以下にあげるのは、治療過程のなかでつながり強迫について取り扱わざるをえなくなった青年例である。外来ではありふれたケースの一つにすぎないが、彼女の呈した症状には今日的な状況がわかりやすく映し出されている。

ナツミ（一九歳、女性）

この四月に志望していた大学に入学したが、ここ半年近く通学できない状態が続いているという。すでに四カ月にわたって近くの総合病院から処方されたＳＳＲＩ（抗うつ薬）を服用しているが、効果がまったくないどころか、むしろ状態は悪くなる一方だという。以下に面接場面の一部をとりあげておく。

この春、進学して……すぐに友人ができて、うまくやっていけるかなと思っていたけど、六月になってからニキビが気になって……マスクしないと人前に出られなくなった。以前はニキビなんか気にならなかったのに……憂うつで、だんだん体調もわるくなっていった。学校では人の視線が怖くて……六人グループで、表面的にはうまくいっているけど、いつも私は悪口の聞き役で……だんだん手とかしびれるようになって、近くの病院にいったけど、そこでは薬をもらうだけ……しばらくカウンセリングにも通ったけど雑談ばかりで意味がなかった。

八月の終わりからはトイレとお風呂以外はうごけなくなった。家にいても寝ているか泣いているかになっている。本当に身体がうごかない。薬とか飲んでも、ぜんぜんよくならないし、いまもニキビのことばかり考えている。なんでこんなことになったのだろう、自分でもわからない。

悩みの内容は深刻であるが、それに似つかわしくない流暢な語り口、問いかければ打てば響く感じ。会話を交わしているかぎり、どこにでもいる利発な青年にみえる。

それにしても、なぜ彼女は大学にいけなくなってしまったのか、対話を交わしながら筆者のあたまには図2-1のようなシェーマが浮かんでいた。一見したところ、前景にあるのは「（登校したいけれど）身体がうごかない、家にいてもトイレと風呂以外うごくことができない」といった制止のつよい抑うつにみえる（あらかじめ身体疾患は除外されていた）。もともとナツミは頑張り屋で、めったなことでは弱音をはかない性格であったという。

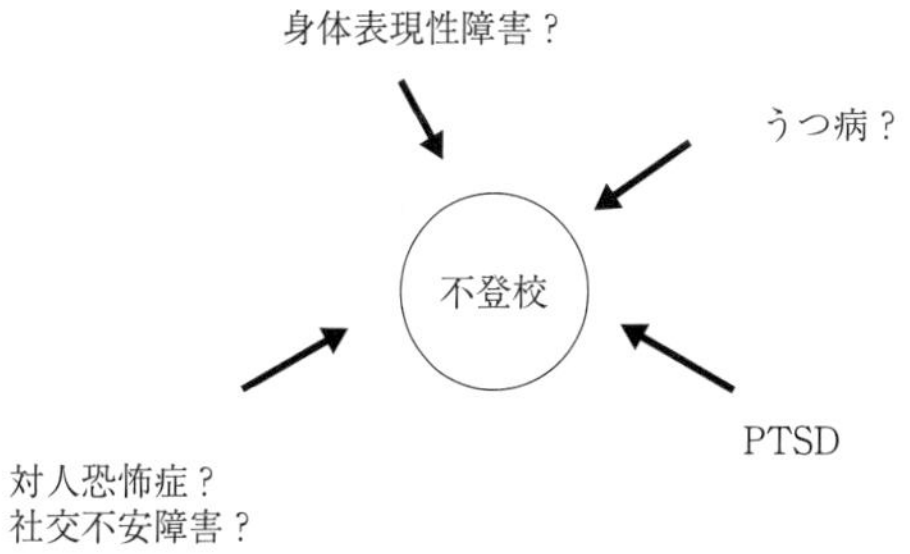

図2-1　従来の診断手続き

元来の生真面目さと憂うつ気分、そして意欲の低下――そうくると、だれもがうつ病を思い浮かべるであろう。たしかに大うつ病のクライテリアは満たされるし、前医にもその判断に迷いはなかったようだ。過去に活動的な時期があったことを考えると双極性うつ病（双極Ⅱ型性障害）の可能性も考えなければならない。しかし表面にあらわれている訴えばかりに目を奪われてはいけない。それに現在のクライテリアはほとんど妥当性が確立していないものばかりである。要するに、「うつ病」であればうつ病のクライテリアを満たすかもしれないが、逆はいつも真とはいえない。たとえクライテリアを満たしていても、うつ病以外が入り込んでくる余地がまったく排除されない。それに、よくきくとナツミには単純に抑うつ的とはいいきれないところがある。

何かがおかしい、そこに疑問符を投げかけなければならない。ナツミは学校に（いきたくても）いけない、なぜこうなったのかわからないといいながら、はじめからいきたくない理由について語っているではないか。つまり彼女はニキビが気になるから、学校にいきたくない、視線がこわいといっている（外見上、ニキビは気にするほどのものにはみえない）。身体がうごかないから登校できない、何らかのストレスにさらされて身体がうごかなくなっているというのであれば、抑うつよりも身体表現性障害の方を疑わなければならないが、症状の序列ははっきりしている。抗うつ薬がまったく奏功しないのもそのせいなのか。ナツミの訴えにわざとらしさは感じられないし、とくにパーソナリティー障害を考える根拠もみいだせない。

それではニキビへのこだわりはどこからくるのだろう。支配観念（醜形恐怖）とまでいかないにしても対人恐怖症的であることに疑いはない。それはおそらく、グループのなかでいつも悪口の聞き役（攻撃性の受け手）になっているというくだりにもつながっている。しかしそれにしても、いじめの被害者になっているわけでもないのに、ただ寝ているか泣いているばかりというのは度が過ぎているのではないか。とりあえず次のように続けてみた。

［寝ているときにいろんなこと、たとえば学校のことなんか浮かんでこない?］はい、寝る前になるときまって浮かんできます。小学一年のとき、仲良くなった三人グループでなぜか二対一になって、同じクラスで居心地がわるかった。その一人が女帝のような子だったので振りまわされてしまった。意味もわからず泥棒扱いされたし……。［浮かんでくるとどんな気持ちに?］そりゃイヤだけど、だからって眠れないってほどでもない。［ふいに浮かんでくる?］なぜだかわからないけど、最近になっていろ

んな思い出が浮かんでくる。いま話していてもリアルに浮かんできます。

この展開は少なからず意外であった。ここ最近の友人関係について問いかけているにもかかわらず、いきなり返ってきたのはずっと遠い過去、小学生時代のエピソードなのである。いま現在の友人関係がトリガーになって、過去のエピソードへの扉が開かれたというわけか、それとも過去のトラウマによって現在の体験が色づけられているのか。

［小学校の頃の思い出、今の友人関係に似ていない？］あんまり考えたことなかったけど、だって今はいじわるされてないから……。［いじわるされそうな不安は？］「見た目」でバカにされるかなって心配になるけど。［相手は女帝みたい？］そう、ちょっとナルシっていうか、すぐに人をばかにする。見た目をばかにされるかなって思ってしまう。ニキビさえなくなれば外に出られるのに。［本当にニキビだけが問題なの？］だって、いったんマイナスイメージになるとそこから抜け出せなくなってしまう。［本当の自分を出すとマイナスになるってこと？］本当の自分ってあるんですか。学校のことを考えるだけでイライラしてくる。いかなきゃいけないと思うと焦燥……だけどやる気がまったく出てこないし。

いったんマイナスイメージになると、そこから抜け出せなくなる――どうやら核心部分に少し近づいたようである。今どきの学生にはありがちなことであるが、ナルシシスティックな友人の支配が「まなざしの牢獄」となっているのはまちがいない。まなざしに規定される自己イメージに縛られていて、しかもそれはニキビという外見的特徴に一元化されている。

「性格がきつい子の前だと顔色うかがってしまう?」そう、漠然とした恐怖。高校までの自分にはそんな苦手意識はぜんぜんなかった。本当にぜんぜん違っていた。けっこう強い子もいたけど、私も積極的で、自分をしっかり主張していたと思う。何でこうなってしまったのか自分でも不思議。「だれといるかによって変わってしまう?」友だちと一緒にいるときの自分、母といるとき、高校、中学の友だちといるときの自分、それぞれキャラが違っているから……。「どれが本当の自分?」だから本当の自分ってあるのかな、それがよくわからない。本当かどうかっていわれると、どれも本当の自分だから……。「でも一人でいるときは「素の自分」に戻るんじゃないの?」家でもいつもメールとかやっているし、一人っていうのがあんまりわからない。学校で一人きりなんて考えられないし、一人で学食にいくなんて絶対できない。「高校までの自分にもどりたい?」ええ?　今そんなことになると大変になっちゃう「だから緊張しているのかな?」だって学校は悪口であふれているし、みんなブランドで固めて見た目ばかりにこだわっている。とにかくひとの悪口がすごいんです。本人がトイレにいった途端、その子の悪口になっている。おしゃべりといえば人の噂ばかり。ラインなんかでもすぐに返事しないと何をいわれるかわからない。「なんか変だなって思わない?」っていうか、突然、自分のなかで「ばっかじゃないの」って声が浮かんでくる。「それって心の声なの?」私が考えているんじゃないけど……。「もう悪口いわれているかもって心配になる?」自分のことはまだ悪くいわれてないみたいだけど、友人も信頼できない。もうダメになりそう。高校の頃はみんなサバサバしていた。今とはぜんぜん違っていた。

高校までのナツミは負けん気な性格であったというが、それは抑うつにおちいる以前（病前）の性格を意味するのではない。彼女によると、それもまた複数の「キャラ」の一つにすぎないのである。そして相手に隷属してしまう自分も、すでに小学生のとき（学校で）あらわれていた人格モードであり、以前から潜伏していたキャラの一つにすぎない。いつ、どういったキャラにスイッチが入るのかは、どのグループに属しているか、周囲にどんな人がいるのかによっていて、彼女自身にも予測がつかない。つまりモードのあいだにヒエラルキーは認められないのである。それゆえ「どれが本来の自分なのか」と訊かれても困ってしまう。どこに中心があるのか、もともとはっきりしないというのである。

2　プロテウス的移行

複数の人格モード（キャラ）を切りかえながら、多様な人間関係のなかを推移していくのがナツミの基本スタイルであったが、そのようなスタイルがけっこうな勢いで青年のあいだにひろがっているのである。

もともとだれにとっても人格モードは一元的ではありえない。だれもが友人にとっての自分、職場での自分、家族のなかでの自分と、それぞれ異なるモード、複数のモードのなかに生きている。われわれの生きる世界は無数の現実の秩序（シュッツのいう限定的意味領域）から成り立っていて、それぞれが他とは区別される固有の存在様式をもっている。

じつは経験の一貫性というのも、それぞれの意味領域の内部でしか成り立たない。ある意味領域から別の意味領域への移行には「飛躍」があるのであり、モード変更のさいには「ショック」がともなわれるという。またシュッツによると、意味領域の切り換えには、主体の側のモード変換もともなわれている。たとえば「人は空想的創造のなかでは自分が日々の生活のなかでもっているのとはまったく違った属性、違った生活史を備えたものとして自分自身を体験する」のだという(1)。

ある体験モードから別のモードへと継時的に切りかえる。そうやって複数のモードのあいだを推移しているのは今も昔も変わりがないが、それでは八〇年代まで、なぜだれもが〈私〉が一つであること（自己の斉一性）に疑いをもたなかったのか。それは、いつでもそこに「帰趨するべき中心」（至高の現実）があったからにほかならない。シュッツの功績は現象学的エポケーによって、（一つにみえる）現実に潜伏している多元性を見出したことであるが、そこで彼が現象学的エポケーを必要としたのは、複数のモードを一つに収斂させるシステムのなかで多元性が背景化してしまっていたからである。モードの多様性は、「一つの〈私〉」に含まれるさまざまな属性とみなされていた。要するに円錐が上からは円、横からは三角形にみえるとしても、円と三角形が別々のものとみなされるわけではない、それぞれは円錐の一側面にすぎない。モダン時代の小さな物語たちも同様に、あくまで「中心」となる物語（ドミナントストーリー）にとっての下位物語にすぎないと信じられていた。選ばれた一本のエピソードの連鎖だけがリアルであって、それ以外は全体にとっての部分でしかなかったということだ。

そう考えると、ナツミとの違いは明らかであろう。もともと彼女にはその中心が決定的に抜けているのである。最近の青年たちは、みずからの「内なる多元性」を意識するのにもはやエポケーといった操作を必要としない。「中心のない時代」には、本来の多元性がそのまま露呈しているのである。帰趨すべき中心のモードが抜けているために、しばしば、あるモードから別モードへの変換が、〈私〉から「もう一人」の〈私〉への変換（継時的多重性）として体験される。ナツミのなかでも、高校までの人格モード（主体Bとしよう）と、いま他者に隷属的にふるまってしまうモード（主体A）とのあいだの断裂がはっきりと意識されていた。彼女が発症するに至ったのは、主体Aのなかに捕縛されてしまい、モードのあいだの自由な交通が妨げられたからにほかならない（ナツミがおそれていたのは、主体Bのなかにいつ主体Aがいきなり回帰してくるかということであった）。

ナツミのように中心のないまま、多元的モードのあいだを推移していく移行を、ここではリフトンにならって「プロテウス的」と称することにする。プロテウスとは変幻自在に姿を変えていくギリシャ神話に登場する怪人である。彼は恐ろしい大蛇やライオン、竜、火、洪水などに姿をかえることができるが、彼にとってもっとも困難だったのは、たった一つの姿、つまり自分にもっとも似つかわしい姿で予言の力を発揮することであったという。たんに多元的であるというのでなく、そこでは本来の姿（中心）が脱落している、いや、むしろ中心がはっきりしないために、さまざまなモードに変換していかざるをえないというのがその本質なのである（図2-2）。

詳述は第3章にゆずるが、治療過程にあらわれたナツミの多元性はプロテウス的移

物語A		物語B		物語C	……
｜	⇔	｜	⇔	｜	
主体A		主体B		主体C	……

図2-2

行の範囲を越えていたということも付け加えておかなければならない。主体Bと主体Aは継時的に入れかわるだけではなく、彼女のなかでは同時並行的にあらわれていたのである。以下はそのことが話題になったときの面接記録である。

　こないだの診察のあと、久しぶりに大学にいってきました。でも、やっぱりへとへとに疲れてしまった。「あの人（女帝のような友人）」の前にいくと、やっぱり心が一つになってしまう。「バカじゃないの」って思っていても、大学にいくと今の私はいなくなるから。［そのときのことは覚えている？］うーん、「もう一人」が後で教えてくれるから。［「もう一人」って、こないだの面接までのあなたのこと？］たぶんそう。［その人と会話している？］それが最近できるようになった。今は何にでもむかつくって感じ。テンション高くなっているのかもしれない。［「あの人」の前では今のあなたはどこに？］ぜんぜん出てこない。一つになってしまうから。ええ？　私、あの人の前ではどこにいってるんだろう。［そのときのことは？］覚えてないってわけじゃないけど、それは「もう一人」の記憶だから。そういえば、また「あの人」とショッピングモールにいく約束してしまった。私は死ぬほどいきたくない……。

よほど注意しないと人格モードの変換は見逃されてしまうが、面接をおこなっているときの彼女は主体Bに移行していたのである。そして、たしかに主体Bが前景にあるときにはニキビ恐怖や全身にあらわれる転換症状がウソのように消えていた。逆に「心が一つになってしまう」というのは、大学では主体Aにモードが固定されてしまうことを意味していた。繰り返すが、ニキビ恐怖などの症状は主体Aが前景になっているところに主体Bが漏出してくることによって発現していたのである。ナツミの発症には、友人関係によるモードの囲い込みが前駆していたのであり、もはや主体Bを主体Aの周縁に位置づけてすますことができないことは明らかであろう。もしナツミのなかでモードどうしの移行がスムースに行われていたならば、上記のような症状は生じなかった（事例化しなかった）と推測しうるのである。心理療法的アプローチがそのような囲い込みの解除、そして多元性（プロテウス的移行）の回復を促すものであったことはいうまでもない。

3 「一つの〈私〉」の由来

しかしモダン時代には「一つの〈私〉」を達成するのがノーマルな成人だったはずではなかったか。アイデンティティ（一つであること）をめざしていた頃の理想はどこにいってしまったのか。読者は疑問に思うに違いない。一つの人格モードから抜け出せなくなることによって事例化するというのはどういうことだろう。あらためて定型発達という神話、すなわち「一つの自分」になる過程がどのように説明されていたのか、それを思い切り足早にまとめると以下のようになる。

生れ落ちたばかりの乳児はパースペクティブの定まらない世界、たとえば少し頭をめぐらせば自分／世界がガラリと相貌をかえる万華鏡のような多様性を生きている。そうやって乳児は自己身体を中心に位置づけることができないまま人生をスタートさせ、やがて自分に向けられる母親のまなざしのなかに最初のアンカーポイントを見出すようになる。必ずしも母でなくてもいいが、とにかく親和的他者のまなざす先、母の語りかける「そこ」の位置に〈私〉＝「ここ」が（魔法のように）定められるのである。一次ナルシシズムのなかでは母の身体とみずからの身体を区別できないが、やがて母のまなざしのなかに（みられる）身体を受けとること（視線触発）によって、そこにみずからの作動中心が据えられる。いずれ生成場面にかかわった親和的他者のまなざしは背景化（内在化）していくが、そうやって他者のまなざしを内包することによって、それによってパースペクティブの中心としての「ここ」（身体）が据えられる。母との二項関係は相手に振りまわされる脆弱さを含んでいるが、そこに父が介在して三項関係に位置づけられることによって中心は揺るぎないものになる。そして生成場面に（内なる）他者が関与したという事実はすっかり忘れられてしまう。

要するに、「他者」は〈私〉が存在しはじめる以前から、そこに居合わせているということである。「一つの〈私〉」の陰には、アンカーポイントとしての内なる他者が隠されていたのである。あるいはこういってもいい、すべての人にとって内なる他者が共同世界に根づくためのアンカーとして機能しているにもかかわらず、その事実はエディプス的ファミリーのなかに完全に秘匿されてしまう。それがモダン時代に「ふつう」に生きるための条件であった。もっともこういった秘匿術が有効に機能するためには、エディプス的ファミリーと共同社会一般との同型性が担保されていなければならなかった。これまで繰り返して述べてきたのは、九〇年代以降、そういった前提が成り立たなくなっているということであった。たとえばナツミにとって家族関係における人格モード（転移関係）は並列に並べられる複数の人格モードの一つを越えるものではなかった。

ついでに少し復習しておくならば、モダン時代にはこの秘められた性格が破られて、背景化していた内なる他者が〈私〉に対して湧出してくると、一次性狂気（統合失調症）とみなされていた。そこでは多元化に向かうベクトルが極端に抑えられていたことを思い出しておこう。

ナツミたちと話していて気づかされるのは、内なる他者の「内なる」という性格がほとんど機能しなくなっているということである。他者はそれほど深刻な相貌をもつことなく、彼女の内面から湧出してくる。そうやってエディプスという共通の足場を失った青年たちはどこか自信なさそうにみえる。自分自身の出自がはっきりと感じられない彼らは、そのつどどこかにつながっていなければならない。今になってみると、やはりアイデンティティが近代的家族‐学校‐社会という全体へのアンカーポイントとしての役割を担っていた時代が過ぎ去ったことを痛感せざるをえない。エディプス的ファミリーのなかでの位置づけが、学校‐社会という全体につながる普遍性をもっていた時代は終わってしまった。七〇年代には「父なるもの」に反旗を翻して、すでに八〇年代には浅田彰によって「エディプス的なパラノ・ファミリーという病からの逃走」が予告されていたにせよ、そういったメタレベルの移行が明瞭にみえてきたのはほんの最近のことである。エディプス／アイデンティティの失効、そしてプロテウス的多元性が顕在化していくなかで、家族と主体の関係も根本的な変容をきたしている。青年たちは母‐父という連鎖（家族物語）にかわる新しいアンカーポイントを探してさまよっている。

4　ゼロ点兆候

プロテウス的青年の経験する破綻に対して、どういった治療戦略を提供していけばいいのか、もう一度、ナツミの経過をふり返ることによって整理しておきたい。彼女がナルシシスティックな友人のまなざしに呪縛されるまでの経緯をまとめると次のようになる。

①もともとナツミには中心となる人格モードが欠けており、彼女は複数の人格モード（キャラ）のあいだを行き来しながら葛藤のない生活をおくっていた。
②しかし大学入学後から、積極的で天真爛漫なキャラ（主体B）に代わって、まなざしに支配される受身モード（主体A）にロックされてしまった。そして主体Aが生活の全体に汎化していくことになる（それは小学校のとき、いじめられていた頃のモードであった）
③そして、しだいに彼女は攻撃的なモード（主体B）の回帰（漏出）に怯えるようになり、それがニキビへのこだわりや身体化に結びついて、文字通り身動きがとれない状態に陥ってしまった。

心が一つになるというのも、友人の前では他のモードへの移行が封じられてしまうことを意味していた。そうやって複数の物語のあいだを行き来することができなくなるとともに、ナツミのなか

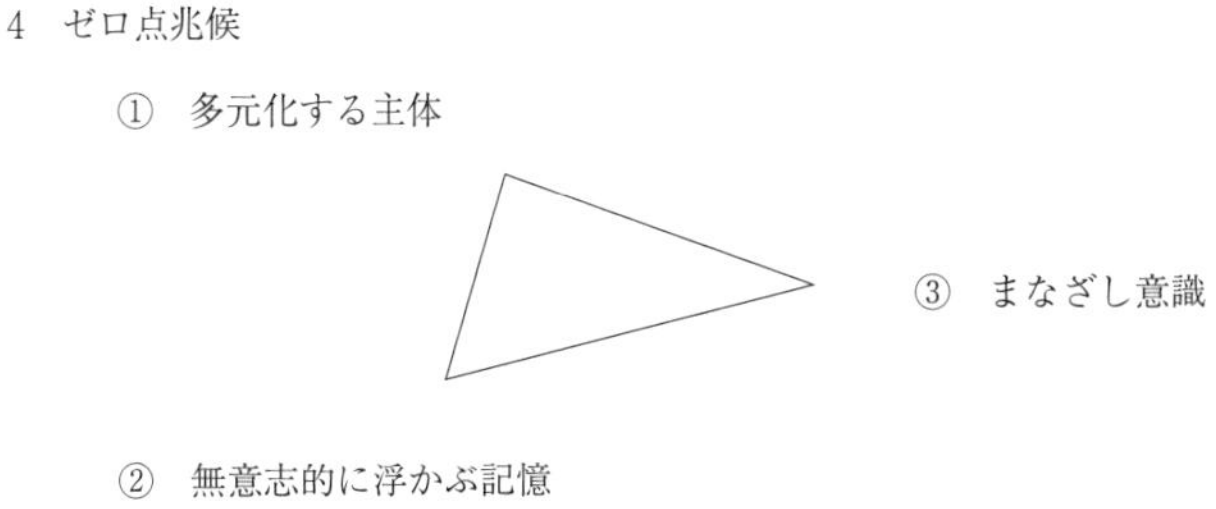

図2－3　ゼロ点にあらわれやすい3つの兆候

で別のモード（攻撃的なモード）が蠢《うごめ》きはじめることになる。彼女の症状形成（醜形恐怖）が、一つのモード（主体A）に向かって引き起こされた別モード（主体B）による干渉であることは明らかであった。まなざしの呪縛のなかでナツミ（主体B）の意思に反して浮かんでくる攻撃性、それがニキビに象徴化されていたわけである。彼女はいつどこで漏出してくるかわからない主体Aのために身動きが取れなくなってしまったのである。

「人格モード」どうしの干渉というと、精神分析における無意識的葛藤を連想するかもしれないが、フロイトによると余計な衝動性は主体の物語（ドミナントストーリー）の垂直下（無意識－過去）に沈められなければならなかった。やはりそこでは一つの〈私〉を防衛することが課題であったのに対し、ナツミの治療過程で目標とみなされたのは、あくまで物語のあいだの並行移動、むしろ主体B（攻撃的なモード）への通路を開いていくことであった。どれか一つにロックされてしまうと、いずれ物語どうしの干渉（症状）が生じてくる。リセットしなければならなかったのは物語Aによる呪縛であり、めざすべきは複数の主体との自由な交通、つまり一つの物語による全体化を避けることであった。ナツミにとっては、一つの私／一つの物語というモダン時代の残渣こそが症状への幽閉を促していたのである。

ただし主体／物語をシャッフルして物語のゼロ点へと向かう過程には、当然のように「転落」の不安がともなわれてくる。セラピストは物語がシャッフルされるときに前景化してくる諸兆候を見逃さず、ゼロ点にさまよう彼らを支え、そして物語のあいだの移行を促していくのでなければならない。物語がシャッフルされるときにあらわれるのは以下の三つの兆候である。

①多元化する人格モード　主体／物語がリセットされるにともない複数の人格モードが解放される。別モードへの移行にさらされるとともに、複数の主体／物語が意識にのぼるようになるが、その中心がどこにあるのかは特定できない（次章にあげるイマジナリーコンパニオンもその一つである）。

②無意志的に浮かぶ記憶　思い出そうとして思い出すのではない、みずからの意志にさからって過去のエピソードが浮かぶようになる。「いま現在」の中心性が失われる結果、封印されていた複数の物語のエピソードが統制を外れて解放されるわけである。そこでは過去、現在、未来という時間の継起性が緩められていて感覚全体が過敏になっている。

③まなざし意識　フィルター機能の減弱によって「いま現在」という時間的な中心の弛緩だけでなく、〈私〉という人称の中心性も緩められる。その結果として「他者」のまなざしがより強く意識されるようになる。それがまなざしによる呪縛を演出するのである。

ここでいうフィルター機能とは、「いま・ここ・私」にとって有用でない情報を意識から遠ざけること、つまりノイズに覆いをかけることを意味している。抑圧、否認などの防衛メカニズムが「一つの〈私〉」を維持するためにはたらくというのが精神分析的仮説であったが、自己同一性をめざさなくなった状況では、危険なくフィルターの外に踏み出していくこと、あるいは、こういった敏感な（易傷的な）状況をいかにくぐり抜けるのかがむしろ重要となってくる。

もう一度、境界の移行のシェーマ（図序-2）を思い出しておこう。モダン時代には学校という入れ物にさまざまな小さな物語が内包されていた。個々のアイデンティティも大きな物語のなかで成立していたのであり、子どもたちは自分の属する友人グループに敏感になることもなかった。小さい物語たちのあいだの往来は比較的自由だったからである。ところが九〇年以降、学校という物語が形骸化し、小さな物語たちが乱立（多元化）するようになった。それぞれの物語がモナド化しており、別のグループに参入するには、それに見合ったキャラに変身しなければならない。ナツミのように「転落」におびえる青年が増えているのは、そこに大きな物語が受け皿として働いていないからであった。

そうしてアンカーポイントを求めてさまようようになった青年たち、彼らは複数化した小さな物語たちのどこにも中心をみいだせない。そうなると、ナツミでもそうだったように、他者のまなざしのなかに自分の位置づけを探さければならなくなる。しかしプロテウス的青年にとっては、「物語をシャッフルする」、つまりどこにも留まらないことの方が重要なのである。中心がない状況のなかでは、軽やかにモードのあいだを滑走していかなければならない。なおも一つの中心に留まろうとすると、かえって引きこもりを誘発することにもなりかねない（第5章）。

今の時代を生き抜いていくには、推移する境界のなかで、自分がどこに立っているのかについてしっかりと認識しなければならない。少し前までは一つであること（アイデンティティ）こそが「ふつう」の称号であり、それを手にしないかぎり未熟あるいは異常とみなされていた。それが今ではオリジナルな自分（時間的同一性）などにこだわっていると共同世界から疎外されてしまいかねない。しかしそうかといって対他的同一性に身をゆだねてしまうと、それではナツミのように他者に振りまわされることになる。そうやって否応なく、青年たちは「あれかこれか」に引き裂かれてしまうのである。

ふり返って考えるに、アイデンティティというのは、過去－現在－未来にわたって自分が同一の相のもとにあらわれるという時間的同一性と、他者に対していつも同じ自分があらわれるという対他的同一性の軸が過不足なく交叉することを前提としていた。しかしこの二つの軸は本来、出自をまったく異にするものであり、それらは必然として交叉するのではない。前者が内発的なものであるのに対して、あくまで後者は外（共同世界）からの自己規定である。じつのところ時間的同一性／対他的同一性が過不足なく交叉するといった幸運は、大きな物語が機能していたモダンという時代でしか成立しなかったのである（内部／外部という二項対立のなかで、「異なるもの」が外部へと投射されることによってはじめて均質な〈私〉は可能になったのである）。共同体の物語が〈私〉の同一性を可能にしていたということもできる。ところが、いまや内なる連続性（過去－現在－未来）と外なる連続性（対他的同一性）をつないでいた留め金（中心）が外されて、潜在していた複数の主体（内なる他者）が湧出しはじめている。そうなると、われわれは物語にコミットしたりシャッフルしたりしながら、複数の物語のあいだを淀みなく渡っていかなければならなくなる。ゼロ点兆候は八〇年代まではもっぱら統合失調症の初期兆候として出現していたが、今ではわれわれのすべてにとって身近になっているのである。

〈この章のまとめ〉

- 「中心のない多元化」が個々の事例のなかにさまざまな形で入り込んでいる。ここであげたケースにおいても身体化や抑うつ、対人恐怖などの症候の背景に複数の人格モードの交錯（葛藤）がみとめられた。つまり小さな物語に捕縛されて抜け出せなくなり、そういった状況下で人格モードどうしが干渉することによって事例化したと考えられるのである。
- このケースの発症前から確認されたのは、中心が判別されない形で複数の人格モードのあいだを推移するというプロテウス的傾向であり、これこそが現代青年に特徴的なモード変換のあり方を示していると考えられた。青年一般に認められるのは、中心が希薄になることによって、小さな物語による捕縛が生じやすくなっているという傾向であった。
- 心理療法においては、一つの人格モードへの統合をめざす従来の方向性とは逆に、むしろ一つの人格モードへの捕縛を解除すること、つまり物語をシャッフルして複数の人格モードのあいだの移行をスムースにすることが目標として定められた。
- 物語がシャッフルされるとき、主体の多元化、感覚過敏、自生的な記憶想起などの「ゼロ点兆候」が出現しやすくなる。こうした兆候を見逃さないことが治療的介入にとっては重要である。

註

（1）アルフレッド・シュッツ、トーマス・ルックマン（那須壽 訳）（二〇〇三）『生活世界の構造』ちくま学芸文庫

第3章　分身遊離する〈私〉

　プロテウス的移行とは継時的にあらわれる多元性のことであったが、本格的な人格の多元化、すなわち〈私〉と並行にあらわれる「異なる私」においては、同時的多重性が前景にあらわれてくる。その中核として語られてきたのは多重人格（解離性同一性障害、以下ＤＩＤ）、つまり健忘をともなう多重化であるが、それを今日的な多元化の中核におくわけにはいかない。じつはＤＩＤは中心をもつ多元化であり、それは所詮、今の時代の主役にはなりえないものなのである。それでは何が中心なき時代のなかでスターダムにのし上がっているのか、そのことが本章におけるテーマとなる。

〈私〉から遊離するもう一人の〈私〉——たしかにその存在を証明するのは幽霊の実在を示すのとかわらないほど難しい。たとえば交代人格と主人格の脳波の比較研究などもないではないが、いずれにしても「同期する電気回路」としての脳というシステムに、シンクロナイズしない別の部分が区画されることなど、科学的にはあってはならないのである。要するに、解離をめぐる議論が錯綜するのは交代人格がどこまでも実証不能にとどまるためであり、いまだに交代人格の存在さえ認めようとしない専門家が多くいる理由もそこにある。まさに交代人格とは幽霊のようなもの、それが実証科学の限界を示しているのである。

しかしそろそろ気づかなければならない。実証できないがゆえにないものとみなされるとしたら失笑するほかない。われわれはもともと科学的実証以前の世界に棲んでいる。なにも幽霊を持ち出すまでもない、われわれの前にいる他者の心だって、あるいはわれわれ自身の心の存在そのものが、じつは科学的にはまったく実証されないのである。われわれが心を体験しているからといって、それはどうあがいても普遍的事実とはなりえない。だからといって、われわれは「自分の心がない」とはいわないだろう。身も蓋もないことをいうようだが、交代人格が演技や暗示によるものでも、また医原的でもありえないことを知るには、みずから彼／彼女に出会うほかないし、またそれだけで十分なのである。交代人格に出会ってみれば、まさに事実は小説より奇なり、それまでの疑念などいっぺんに吹っ飛んでしまう。

1　中心をめぐる攻防

それにしても、あいかわらずクライテリアをめぐっては根拠のない仮説ばかりが横行している。先ほども触れたように、ＤＳＭ－５では、ＤＩＤにおいては、交代人格にとっての経験が主人格の記憶には残らないこと（粗大な健忘）が必須項目に数えられている。そこでは、①中心／周辺（主人格／交代人格）が明瞭に区別されることを前提に、②解離というメカニズムが、主人格を防衛するためにはたらくという「発生論的仮説」が受け継がれているのである。そして、③健忘（記憶障害）／人格の多重化という二つの異種のメカニズムの前者にさしたる根拠もないままにプライオリティが付与される。そこには健忘から人格の多重化へと至るスペクトラム的連続性が（実証もされないままに）仮定されるのであるが、その論拠の一つとなるのが、「もっとも単純な解離」とされる解離性健忘（限局性健忘）の存在なのである。少し回り道になるが、ケースをあげて考えておくことにしよう。

六〇歳、男性

「ここ最近の記憶が抜けている」といって、妻につれられてクリニックを訪れてきた。本人によると四日前の朝、起床したとき、それ以前の記憶が抜けていることに気がついて動転したのだという。総合病院で頭部ＣＴなどの諸検査を受けたが異常を認めず、精神科受診を勧められた。抜けているのは三週間ほどの記憶であって、その前後には異常を認めない。

妻によると、もともと本人はいたって真面目で几帳面、およそ間違いを起こしそうもない人であるという。私塾を経営しているが、じつは三週間くらい前から、教え子の一人と性的な関係に陥ったらしい（相手が本人の異変に驚いて妻に告白したのだという）。本人にはそれについての記憶がまったくないという。

彼に何が起こったのだろうか。一般に限局性健忘とは、本人には受け入れがたいトラウマに引き

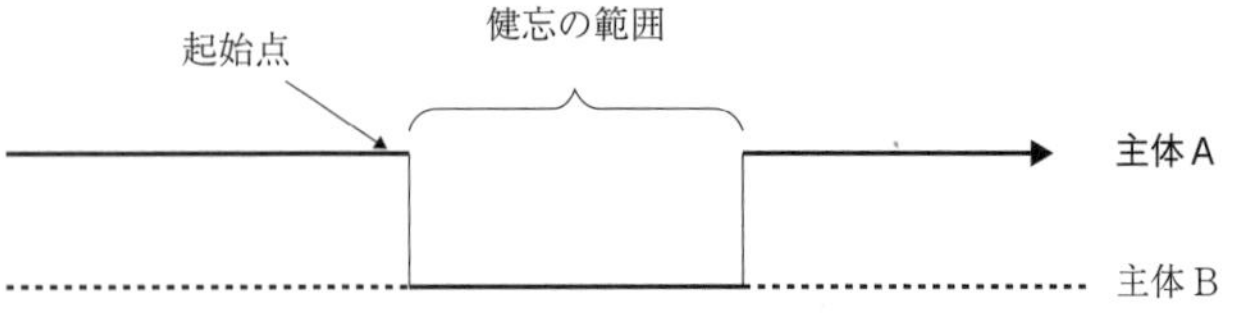

図３－１

続いて、ある限られた時間内の出来事（エピソード記憶）が想起できなくなる現象を指しており、たんなる物忘れでは説明できないものをいう。もっとも原初的な解離と考えられてきたものである。

そこに認められるのは健忘だけであり人格の交代は観察されない、とテキストには記載されている。すなわち人格交代のないところに健忘だけが出現しているというのである。観察されないものは存在しない、まさに実証科学の真骨頂というべきだろう。

その解釈が未熟な理由は、図３－１のシェーマをみればわかるであろう。何よりも「およそ間違いを起こしそうもない人」が三週間ものあいだ、彼に似合わない関係を続けたのである。むしろこの間に何らかのモード変化があったと想定しないかぎり、まとまった形の記憶脱失は考えにくいのである。当時、彼の変化に周囲は気づかなかったというが、彼がふだん（主体A）とは異なる人格状態（主体B）で行動していたと考えるのが自然であろう。じっさいに隠された人格による偽装もそう珍しいことではない。もし彼が主体Aのままで行動したのであれば、このようにはっきりと区画化が生じることの説明がつかないのである。別モードについては周囲によって認知されないかぎり、「なかったもの」（欠損）とみなされる。観察されない人格モードの変換は見逃されて、単純な健忘として片づけられてしまう。

主体Aの文脈で追いかければ、健忘がはじまったのは教え子と付きあいが始まった三週間前になる（起始点）。それから先の出来事は彼（主体A）の記憶には残っていない（前向性健忘）。この間、自分がどうふるまったのか彼にはわからないというが、無理もない、教え子と付き合ったのは彼自身とは異なるモード（主体B）だからである。心的現象が主観的舞台にあらわれるものである以上、忘れられたことについては確認する方法がない。

誤解をおそれずにいえば次のようになる。解離性健忘の背後には、いつも語られない物語／人格モードが隠されている。解離においては、健忘に先立って、別の人格モードへのシフトが例外なく生じている。健忘される体験は、主体Aが体験しなかったというにすぎない。何がいいたいのかはおわかりだろう。健忘という用語にはすでに（体験する）主体が一つであることが前提されているのである。そしてそれぞれの人格モードのあいだに健忘の壁があるかどうかは二次的とみなされてしまう。

そして解離をめぐるもう一つの問題、それは主体が多元化するというとき、しばしばそれは中心（主人格）からその一部が切り離れるというイメージで語られてしまうことである。そこにはトラウマを担った人格部分が分離されるという防衛メカニズムが仮定されている。それゆえ交代人格の記憶は主人格には健忘されなければならない。そういった中心／周辺の区分が前提として働いてしまうのである。そこにいかなる矛盾が忍び込むのか、以下に多元化のなかにいる女性との対話を再現して考えておこう。

二五歳、女性

最近、自分のなかにいる人のことが気になっている。だれにでもあることだと思っていたんですけど……。［何人くらいいる?］四人。［たとえばどんな人?］一人はよくしゃべりかけてくる人、もう一人は書いてばかりいる男の子、もう一人は何もできない人、もう一人は……わからない人。［どれが中心?］何もできない子だと思う。「わからない人」はときどき止められなくなる。意外な行動に出てしまって……。［どういうときに出てくる?］そのときは親と何かもめていて、怒っていたのかな。［意外ってどんなところが?］壁をなぐりつけたり、カーテンを引き裂いたり……でもやっているときの意識ははっきりしている。［会話はできるの?］あたまのなかで討論している。わからない子は加わらないけど。［記憶が途切れることは?］それはない、いつもつながっている。［たとえば「書いている子」が前面にいるとき、あなたはどこにいる?］右後方にいる感じ。［「何もできない子」はどこに?］いまいちわからない。［その人が中心だと思うのはどうして?］ずっと前からいるから。［あなたは途中から入ってきた?］はい。小学一年のときだと思う［きっかけは?］覚えているのが母に向かって「私なんか生まれてこなければよかったと思っているんでしょう」って騒いでいる姿……それが私の記憶の最初だから。［それまでの記憶は?］ないです。いえ、あるけど他の人から取り入れた記憶だから。でも、そういうことってやっぱりみんなあるんじゃないですか。先生にはないですか。［別の人格のこと?］そう。［ほかの人にきいてみたことは?］きくと、ないっていうけど、たぶん気づいてないだけだと思う。

彼女自身は「自分が中心ではない」というが、こういった形で、かつての交代人格が主人格になっているのは珍しいことではない。彼女（主人格）の物語は小学一年のときに始められたといい、そのとき、すでに別の人物（何もできない子）がいたのだという。その「オリジナル人格」というべき人格はずっと周辺に退いている。

　中心と周辺のあいだに奇妙なネジレが入り込んでいるのである。このネジレのなかでは、解離はトラウマから主人格を防衛するためのメカニズム、という仮説が意味をなさなくなる。この仮説が維持されるには、中心／周辺のヒエラルキーが固定されていなければならない。そして周辺は中心を防衛するために奉仕するのでなければならない。周辺が中心に踊り出てしまうと、いったい何を防衛するのかがわからなくなる。

　横断面的にとらえるかぎり、中心にいるのは間違いなく彼女（主人格）本人であるが、それはもともとの中心（オリジナル人格）ではない。主人格に「粗大な健忘」がともなわれないために、このケースはＤＩＤとは診断されない[1]。健忘を欠く多元化は重箱の隅におかれてしまうのである。中心が不変でなければならないという前提を崩さないかぎり、健忘と人格の多元化という二つのメカニズムを正しく評価することはできない。

　人格の多重化といえば、いまだにＤＩＤ（中心をもつ多元化）を浮かべる人が多いだろうが、じつはそれも大きな物語が生き残っていた頃（解離の時代）のことにすぎない。もともとプロテウス的傾向がつよい本邦では、主人格／交代人格というヒエラルキーはそぐわない。この国の交代人格は、その多くがトラウマ（虐待など）に対する防衛のために生じているのではない。いま圧倒的勢力を保っているのは「中心のない多元化」であり、そこで主役を演じるのは、健忘が主役を演じない多元化なのである。そういった多元化が、ますます現代の青年一般にひろがっている。時代推移のなかで、いずれ人格の多元化のなかでＤＩＤの方がむしろトラウマによって加工された特殊形にすぎなかったことが明らかにされるだろう。

２　健忘のない多元化

ＤＩＤが中心（主人格）を防衛するための多元化であり、それゆえそこにトラウマの健忘という明快な合目的性がなければならなかったのに対し、今の時代、すなわち「中心のない多元化」においては、中心と周辺の差異が不明瞭で、トラウマをかくす／かくされるといった健忘障壁がはっきりしない。そこでは健忘を欠いたままで、自分とは異なる人格が自分のなかにあらわれるのである。そういう現象には「分身」（ダブル）あるいは「分身遊離」といった表現がしっくりするが、それではスピリチュアルなイメージに傾いてしまう。かといって、ＤＩＤを中核とみなすＯＳＤＤ（ＤＳＭ‐５）などでは、「健忘のない多元化」こそが中核になっていることが等閑視される。

この現象に筆者がイマジナリーコンパニオン（以下ＩＣ）という用語をあえて使うのは、①この種の「自己の多元化」が、本人にはＩＣとして認識されることが比較的多いこと、②「健忘」が重視されないという点でＤＩＤとの相違を明確にしうること、そして何よりも③できるだけそこから奇異なイメージを遠ざけたい、つまりこの現象が必ずしも病的ではないことを強調したいためでもある。とりあえずは主人格に隠蔽されることのない（健忘されない）形であらわれる「もう一人の

〈私〉」としてとらえていただきたい。しかし、後にも述べるように、ICが本質的に主人格の想像（imagery）とみなすことができないという点では、この用語も適切とはいえないものである。

もともとICは、それが現実検討（イメージと現実のあいだの境界）の未成立な子ども時代に認められることもあって、ウィニコットのいう移行対象に類する現象として、定義もあいまいなままに、発達段階にみられる一過的現象とされてきた。はじめにICを発見したのは幼児の母親たちである。すなわち子どもが一人遊びのなかで架空のだれかと会話を交わす様子が観察され、それが想像上の遊び友達（imaginary playmate）、あるいはICと名づけられたのである。それはあくまで外からの観察にもとづく命名であったが、この現象が後になって成人にも拡がるようになって、かつて想像されていたよりも広い裾野をもっていることが明らかになりつつある。

青年期にあらわれるICが注目されるようになったのはまだ最近のことである。繰り返すが、DIDとは異なり、何よりもICにおいては本人（中心人格）によってもう一人の人格の存在が明瞭に意識される。つまりDIDにおいて必須とみなされる粗大な健忘が前景に出ることは少ない。そして定型例では本人とICのあいだにはっきりとした形で会話が営まれるのである。多くの場合、ICとの会話は違和感ない形でおこなわれ、本人にとって大きな不都合を生じないかぎり、その存在が外部に漏らされることもない。多少、典型例からは外れるが、参考までに自分のなかの他者が話題になった面接を一部示しておこう。

二〇歳、女性

ときどき自分とは違う考えが出てくる。［そのことに最初に気づいたのは？］中三のとき、なんとなく一人でベッドに転がっていると別の声というか、考えが浮かんでいるのに気がついた。［何か思いあたる原因は？］とくになかったと思う。ふいに自分では思いつかないような考えが出てきた感じ。［びっくりした？］そう、気づいたら二人いました。一瞬、私って多重人格？　って……不安になって無理にかき消そうとしたこともある。全部、自分の考えだって思いたかったけれどうまくいかなかった。［それ以前、子どもの頃なんかにはいなかった？］それは覚えていない。

［二人って？］一人はいつも応援してくれる人。あと一人は……ちょっと悲観的で、いつも死にたいと思っている人。［あなた自身の性格とは違っている？］私の性格って、よくわからないから……でも、たぶんまじめで協調性もある方だと思う。少し怒りっぽいけど、むかついても人に出すことはないし。基本は「ことなかれ主義」なので、二人とはだいぶちがっている。

［小さい頃は？］寂しがり屋……物心つくころから親どうしがうまくいかなくなって、いつも一人きりって感じだった。

［二人と話すことは？］できるんです。一人でいるときだけですけど。［相手が前面に出ることは？］私がおちこんでいるときなんかはときどき……。［いなくなった方がいい？］いえ、いなくなると困ります。「死にたい人」の方に感化されることがあるけど、私は死にたいとは思ったことはないけど、よく「死ねばいいんじゃない」っていってくる……。［彼らはあなたとはまったく別人なの？］ちょっとわからない。考えていることは共通しているところもあるけど……。身体も一つ、心も一つのはずなの

に、二人って感覚になる。ぱっと出てきては消える。一つになっているけど、二つに分かれる感覚ですね。たとえば国語の問題を考えているとき、横から「こういうことじゃない」って教えてくれる。［音声で?］声できこえることもあるし、考えだけが浮かぶこともある。［それはあなた自身の声?］いいえ、ぜんぜん別の声です。［名前は?］ひとりはユキです。同い年。それとサキ。［誰が名前をつけた?］相手が名乗ったというより、気づいたら知っていた。［今まで人にいわなかったのは?］誰にでもいるって思っていたし……一度だけ彼氏に話したとき引かれてしまった。［どんな風に話した?］自分でも知らないうちにリストカットしそうになるとか……。［サキの方?］たぶんそうですね。実際に危ないことはないですけど。［ふいに死にたくなってしまうことは?］瞬間ありましたけど、そのときは自分が遠くからみている感じになった。これっておかしいだろと思ってすぐに引きかえす。［ユキの方は?］ユキは穏やかな子で、断然、私より頭がいい。とんでもない難しいことといってきて理解できないこともある。哲学的なことが好きみたい。いろいろアドバイスしてくれる。［二人以外にもいる?］それはわからない。

経験したことのない人にはこうした現象はかなり奇異に思えるに違いない。しかし彼女自身が語っているように、ＩＣの多くは本人にとって矛盾のない形で共存し、それが彼女の友人関係などにこれといった影響を与えるわけでもない。表だって語られることは少ないにしても、こういった人格の多元化が青年のあいだでかなりの勢いで裾野を広げているのである。ＩＣの特徴を列記すると以下のようになる。

①一定期間にわたって断続的あるいは持続的にあらわれる一人ないしは複数の人格（b〜dは必須ではない）。
a それは本人の意思から離れて（別の人物として）自発的にふるまう。
b 本人とのあいだに対話が交わされる。
c 人物としての一貫性（時間的斉一性）の程度はさまざまである。
d ICにはそれぞれ名前がつけられている。
②そこには空想（視覚、聴覚イメージ）を越える実在感、生々しい感覚性がともなわれる（a、bとも必須ではない）。
a 内部の主観空間のみならず外部空間にあらわれることもある。
b 本人はその姿をみることができ、その声をきくことができる。
③その一方で本人はICの架空性を認識しており、それが現実の人物と混同されることはない（幻覚とは区別される）。
④ときに本人とのあいだで主体の交代がおこなわれる（これも必須ではない）。

すなわち、ICには本人とは異なる「人物としての一貫性」があり、そこには空想を越える実在感（実際にそこに誰かがいる感じ）がともなわれる。ときにICは本人と主体を入れかえること（人格交代）もあり、その場合には現実的な人物として機能するが、一方で本人はICが現実とは異なる架空の存在であることを知っている。周囲にはICの存在が伝えられないことが多い。

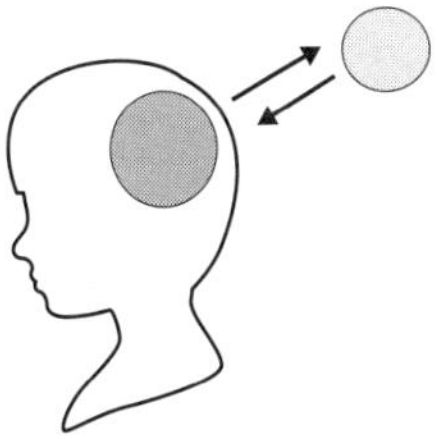

図3-2 イマジナリーコンパニオン（想像上の仲間）

一定期間あらわれて，本人と対話を交わす「空想上」の人物。実在感がともなわれ，内部の主観空間だけでなく外部空間にもあらわれるなど，空想を越えて幻覚へと連なるスペクトラムをもつ。ただし架空性が認識され，現実の人物と混同されることはない。

3 多元化のひろがり――一般学生への調査から

「もう一人の私」（ＩＣ）には、青年一般に拡がる多元化や境界喪失の影響が色濃く反映されている。しかし多元化がそれを報告する主体そのものの揺らぎをともなう以上、現象の記述があいまいにならざるをえない。しばしばＩＣは取り立てていうほどの現象ではないと思われているのもそのせいかもしれない。（病的とはいえない）多元化を正確に取り出すためのツールを、まだわれわれは持ち合わせていない。

ＩＣとその周辺の体験をどれほどの若者がもっているのか、最近、大学生一八六名（男性六五名、女性一二一名、平均年齢二〇・一歳）に対してわれわれがおこなった調査の一部を紹介しておきたい(2)。調査の対象とされたＩＣとその周辺体験は以下の通りである。

①人格化された対象　人形やぬいぐるみなど（非生物）に対して、あたかも心を持っているかのように感じたり振舞ったりすること

②「もう一人の自分」　自分のなかに別の自分がいると感じること
③「自分のなかの他者」　自分のなかに自分ではない誰かがいると感じること
④実体的意識性　見えたり聞こえたりしないけれども、自分の近くに誰かがいると感じること

それぞれの質問内容と結果は以下のようなものであった。

①人によっては、人形やぬいぐるみなど本質的には非生物であるものに対して、あたかも心を持った存在であるかのように感じたり振る舞ったりすることがあります。あなたにはどの程度、そのようなことがありますか？
(0)まったくない。わからない。九七（五三％）
(1)たまにある。三四（一八％）
(2)確かにある。二九（一六％）
(3)過去にあった。二三（一三％）

②人によっては「自分の中に、別の自分がいる」と感じることがあります。あなたにはどの程度、そのようなことがありますか？
(0)まったくない。わからない。一一六（六六％）
(1)たまにある。二九（一六％）
(2)確かにある。二〇（一一％）

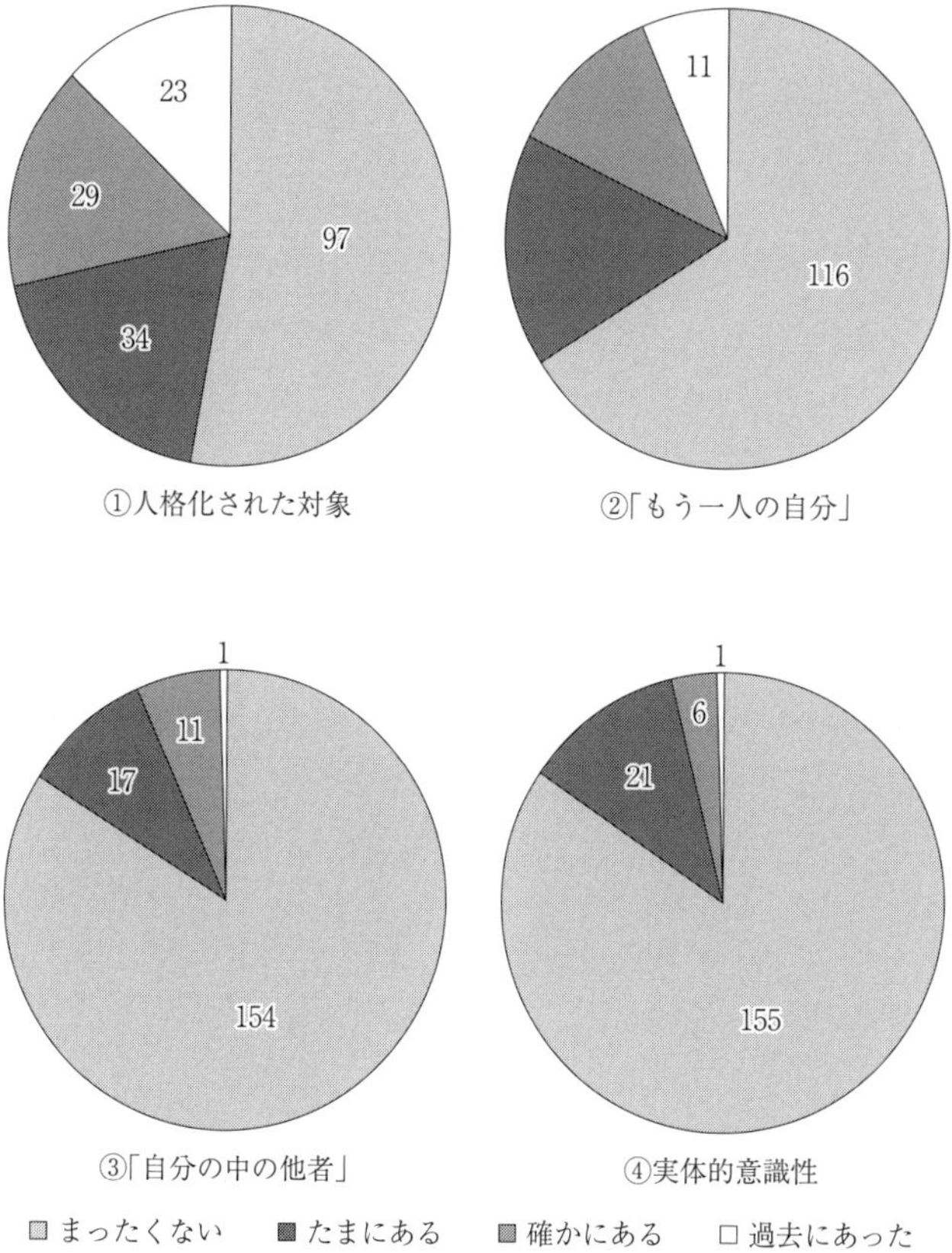
23
97
29
34
①人格化された対象
11
116
②「もう一人の自分」
1
11
17
154
③「自分の中の他者」
1
6
21
155
④実体的意識性
まったくない
たまにある
確かにある
過去にあった

図3－3

(3)過去にあった。一一（六%）

③人によっては「自分の中に、今の自分以外の誰かがいる」と感じることがあります（※「誰か」は人間とは限りません）。あなたにはどの程度、そのようなことがありますか？

(0)まったくない。わからない。一五四（八四%）

(1)たまにある。一七（九%）

(2)確かにある。一一（六%）

(3)過去にあった。一（一%）

④人によっては「自分にも見えたり聞こえたりといった感覚がないけれども、確かに自分の近くに誰かがいる」と感じることがあります。あなたにはどの程度、そのような体験がありますか？

(1)まったくない。一五五（八五%）

(2)たまにある。二一（一一%）

(3)確かにある。六（三%）

(4)過去にあった。一（一%）

あらためて、頭のなかに「もう一人の自分」ないしは「自分とは別のだれか」がいるという学生が、過去の体験も含めると三割以上にものぼることには驚かされる。定義にもよるであろうが、ひとまず上にあげた四つの体験のなかで②と③がほぼＩＣに該当するとみていいだろう。これほどの数の若者に拡がっていることからしても、ＩＣを異常と考えて済ますことができなくなっていることがわかると思う。

4　ＩＣは境界を越えてゆく

しかしＩＣの本質とは何であるか。そうやって記述的特徴を並べるだけではＩＣについて定義したことにはならない。定義とは周辺現象とのあいだに明確な境界線をひく行為であるが、ＩＣの移行的性格がそれを妨げてしまうのである。われわれは以下に示すような両義性に否応なく向き合うことになる。

解離か想像か

あらためて指摘しなければならないのは、ＩＣないしは想像上の遊び友達（imaginary playmate）という名称そのものが正しいとはいえないことである。もしＩＣが単に本人の創り出した想像（imagery）につきるのであれば、それがピノキオのように創作者（主人格）の意思から独立して自由にふるまうことなどありえない。たしかにＩＣについて聴取していると空想あそび（imaginary play）の延長としか思えないものにもしばしば遭遇するが、それでもこの現象が想像という範囲を越えていることに変わりはない。名称からくるイメージに引きずられてはならない。

しかしそうかといって、ＩＣを解離の一つに数えていいのかといえばそう単純にもいかない。従来のように解離を意識野からの分離と考えるかぎり、健忘をともなわないＩＣをそこに含めるわけにはいかないのである。ＩＣは想像と解離のあいだのどこかに位置しており、表面的な特徴によって明確に特定することができない。というよりも、ＩＣという現象は想像／解離の区分を無効にしているというべきであろう。

寓話としての「ジキルとハイド」はＩＣにとっての理想モデル（理念型）といってもいいものだが、物語のポイントはジキル博士の創作になる「想像上の人物」であったはずのハイド氏が勝手に行動しはじめるところにあった。じつはハイドの出現には、ジキルが歳を重ねて名声を獲得するにいたって、若い頃から引きずっていた（秘められた）放埓な性格を抑圧せざるをえなくなったという状況が前駆していた。いったん性格的葛藤はハイドとの二重生活のなかで解消されたかにみえたが、しだいにハイドはジキルのコントロールを外れて反社会的行動に走るようになっていく。想像の産物であったはずのハイドがジキルの解離された性格部分を具現するのである。いずれにしてもハイドは想像と解離のあいだの境界を踏み越えていく。今まさに問題になっているのもジキル／ハイド型、すなわち想像／解離の区分を無効にする人格の多元化なのである。

知覚か表象（イメージ）か

それが空想（視覚‐聴覚表象）の域を越えている証拠としては、そこに生々しい感覚性がともなわれ、内部の主観空間だけでなく外部空間にもあらわれるなど、幻覚へと連なるスペクトラムをもつことをあげなければならない。つまりそこには知覚（幻覚）としての性格が付与されている。しばしば彼らはＩＣの声を聴き、ときにはその姿を見る。ＩＣがどこに位置づけられるのかといえば、空間的には本人の内部〔脳内〕であることもあるし、外部にみえることもあり、その位置づけは必ずしも一律ではない。逆にICが人格の中心を占拠して、本人は自分の「頭の斜め後方」〔身体の外〕から見ているなどと体験されることも少なくない。身体との関係でも主体とICは微妙に移行するのである。

もう一人の〈私〉か〈私〉ではない他者か

もう一人の自分との対話――しばしばICはそのように述懐されるが、そこにも人称をめぐる両義性が表現されている。対話という形態が営まれる以上、ICには単なる自問自答を越える「別人」としてのリアリティーがなければならないが、実際にはそれが〈私〉の一部なのか、それとも〈私〉とは異なる人物なのかというと微妙な場合が少なくない。またICが本人にとって親和的な場合もあれば、逆に敵対的〔攻撃的〕で危険な様相を帯びることもある。つまりそれはコンパニオンといった友好的イメージから離れてしまうこともしばしばである。後にあらためて詳述するが自己性／他者性についてもICにはさまざまなバリアントが存在するといわなければならない。

〔歴史性をもった〕人格か〔漫画のような〕キャラか

それぞれのICはどの程度、人物として統合されたものなのか。その点についても経験の程度に左右されてしまい、十分なコンセンサスが得られない。しばしばICについては、それがいわゆる人格とは異なって、形式面のみならず内容からみても本人の感情の一部が投影された断片〔人格断片）、あるいは戯画（キャラ）的、二次元的な範囲を越えるものではないと誤解している専門家も少なくないが、実際にはＤＩＤの交代人格と同様、人物としてのライフヒストリーを完全に備えているものまで様々なスペクトラムがみられる。

正常か異常か

いくら移行的性格をもつといっても、ＩＣには幻覚としての性質もあるしＤＩＤの交代人格との区別が難しいケースも少なくない。そうなるとＩＣが異常な現象なのかどうかが問題になるが、そこがまたファジーなのである。たしかに、それは本人にとってリアルな人物として体験されるが、しかし一方でそれがリアルな実在でないこと（架空性）がはっきりと認識されている。真性幻覚とは異なり現実の人物と混同されることはないが、かといってＩＣは現実に働きかける能力を備えていることが多い。それがはっきりと認識されないうちに、本人を激しい攻撃性や自傷に導く場合にはその異常性は明らかであろう（第４章）。しかしそれでもＩＣを「病的」とみなしていいかについては議論が残るところである。

5　他有化スペクトラム――〈私〉のなかの他者

自分のなかに他者があらわれる、あたまのなかで自問自答している、ないしは、もう一人の自分がいるなどというとき、それを彼／彼女がどの程度、自分とは異なる人（別人）として体験しているのか（どれほど他有化されているか）が問題になってくる。

体験の他有化は、それこそ精神病レベルからふつうの青年にいたるさまざまな段階であらわれてくる。その極北というべきものが統合失調症の人たちが体験する他者（他性）であることは異論がないだろう。それを他性とよぶのは、それがもう自分に対峙するという形をとらない、経験世界に場所をもたない圧倒的他者であるからである。体験するのは〈私〉ではない、〈私〉（主語）が成立する寸前に、〈私〉は（何ものかに）体験されるのである。それは主体と世界の分節以前（超越論的次元）にあらわれるゆえに、明確に「（経験的）他者」とは認識されない。他性にさらされるとき、世界は〈私〉を意味するシニフィアンの総体と化している。

そして奇妙なことに、主体が生起する寸前にあらわれるのは、〈私〉がみるのではない、「〈私〉をみせられる」という体験である。それゆえ新聞をみても、そこには「〈私〉のこと」が書かれている（世界が〈私〉をみせている）。TVをつけるとアナウンサーが〈私〉のことを語っている。おそろしいことに、すべてのまなざしが〈私〉へと差し向けられているのである。すべてのことが「特定できない他者」によって（〈私〉が体験するに先立って）知られている、すなわち〈私〉が告げ知らされている。他性の前では、語る主体はその足場を失ってしまう。

一方、その対極におかれるのが、もっとも軽微な形の自己所属性剝奪としての（解離性の）離人・現実感喪失である。たしかに体験の主体は〈私〉であるが、なぜか〈私〉が体験しているという実感が薄められている。いつのまにか〈私〉が別のモードにシフトしていて、もとの世界との距離が生じている。もう一人の〈私〉があらわれているのかどうかははっきりしない。

統合失調症から離人症まで、体験の自己所属性／他有化という軸にそって並べると、図３－４のようなスペクトラムを想定することができる。図のなかの②③がＩＣに該当している。離人症では「〈私〉が考えている」という体験の自己所属感がないことが問題になっているが、②では自問自答している「もう一人の自分」のなかに自分自身から分離した一貫性が感じられるようになる。③にいたると、さらにはっきりと自分自身のイメージを越えて、自分とは異なる人物としての相貌をおびてくる。それはいつも同じ人物としてあらわれる「おなじみの他者」である。

「自己所属的」
↓
「異他性」

①「自己所属感の喪失」（離人症）
②「もう一人の自分」
③「おなじみの（既知の）誰か」
④「未知の（統合された）誰か」
⑤「未知の（断片化した）誰か」

図３－４

　もう一人の自分であれおなじみの誰かであれ、それらはたしかに本人にとっては別の主体として体験されているが、ＩＣではそれは未知ではなく、だれかと特定できる（たいていは名前をもった）人物である。ついでながらＤＩＤの交代人格は主人格にとっては見知らぬ他者のようである。どちらかというとその存在が隠されるのが特徴であるが、あらわれてしまえば既知の相貌をおびてしまう。形式的には両者のあいだの境界はあいまいである。

　要するに、ＩＣというかぎりは「私とは異なる誰か」が〈私〉のなか、あるいは周辺にあらわれて、しかもそこには本人だけが体験していることを本人自身が知っているという特殊なコンテクストが成立していなければならない。それはプライベートな体験でありながら、自己性が他者性に向けて踏み越えられている。また人格（歴史的同一性）としてのまとまりからみても、ＩＣは多様な形態をもっている。それこそ時間的深みを欠いた二次元的な（戯画的な）キャラであることもあれば、時間的に統合されて、さまざまな感情をもった人物であることもある。たいていは本人にとって伴侶的に付き添うが、なかには本人に対して攻撃性を示すＩＣもある（ただしその場合には往々にして健忘がともなわれる）。

6　解離とは何であったか

それにしても、なぜＩＣのような多元化がこれほどの拡がりをみせているのか。そもそもＩＣは解離とどういう関係にあるのだろうか。そういった問いに向き合っていくには、あらためて解離の本質にもどって整理しておかねばならない。

当初、ジャネが提唱した解離（désagrégation mentale）が意味していたのは統合不全、つまり個々の認知が一つのシステムにまとまっていかない状態であったが、そこにdissociationという英訳があてられて以来、どちらかといえば（主体の）分離、分断といったニュアンスが色濃くなってしまった。もちろん心的体験の分離というだけでは、健常から統合失調症までのあらゆる段階を含みこんでしまい、ふつうの忘却との区別もつかなくなる。それを解離と呼ぶかどうかは統合不全の有無だけでは決められない。

注意しなければならないのは、この種の議論には「人の心は一つに統一されていなければならない」といった前提が暗黙のうちに持ち込まれてしまうことである。ＩＣＤ‐10（ＷＨＯ）においても、解離は「過去の記憶、アイデンティティと直接的感覚の意識、そして身体運動のコントロールの間の正常な統合が一部ないしは完全に失われた状態」と説明される。これでは記憶でも人格でも感覚でも運動でも何でもいい、とにかくそのどこかで統合が破られれば解離とみなしていいことになってしまう。まだ「正常」というのを定義してないにもかかわらず、正常な統合が失われれば異常というのも粗雑なトートロジーにすぎないが、ざっくりいって記憶の同一性が失われるのが健忘であって、アイデンティティ（人格の斉一性）が失われるのが人格の多元化ということになるらしい。

もう一つの問題は、解離にはトラウマを非現前化する（主体の意識から切り離す）という目的をもつことが前提されることである。そこには無造作に成因論がもちこまれてしまうわけだが、これでは健忘による分離と人格の多元化という二つのメカニズムのうち、暗黙のうちに前者に重きがおかれることになってしまう。

そういった診断クライテリアに含まれる先入観に左右されずに（広義の）解離現象を整理しようとするとき、そこには体験内容（エピソード）の健忘と人格の多元化という二次元的スペクトラムが浮かびあがってくる。さまざまな解離現象が構成されるにあたって、両者は一定の割合で配分されると考えられる。この二つの契機にそって解離をめぐる病態を図３－５に大まか並べてみた。

シェーマのなかで、ＤＩＤにおいては交代人格の経験が主人格に対して隠蔽されなければならない（ＤＳＭ－５）。それを解離の究極型とみなす根拠は乏しいにしても、とりあえずＤＩＤでは健忘／多元化の両方が比較的明瞭なかたちをとることに異論はないだろう。一方、右下に位置するＩＣが本領とするのは健忘のない多元化であり、そこにはほぼ純粋な形の多元化があらわれる。そし

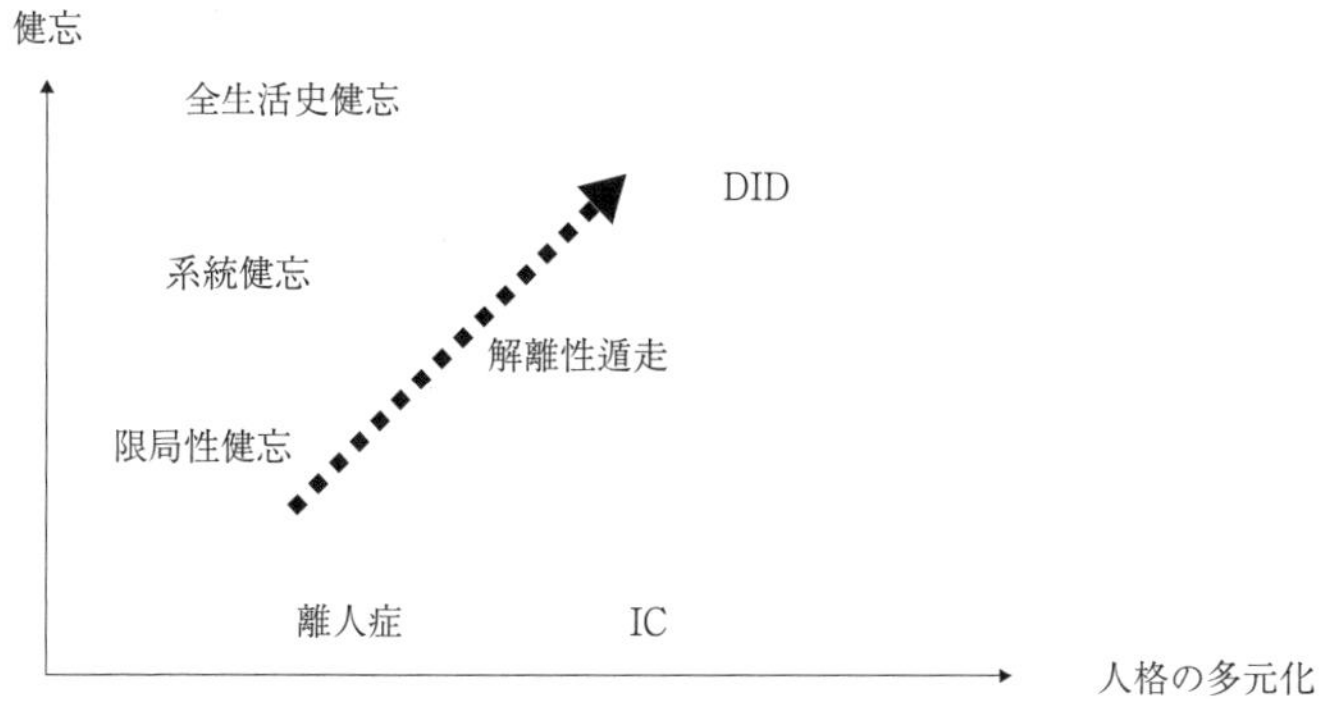

図3－5

て図の左上、比較的まれではあるが、健忘の最たるものとしての全生活史健忘をあげなければならない。そこでは自らの名前や両親の顔さえ忘れられてしまうという徹底ぶりである。心的体験の健忘という縦軸には全生活史健忘を極北として、さまざまなタイプの健忘が並べられるが、じつは全生活史健忘においても継時的多重性が裏打ちされていることには変わりがない。なお解離性遁走、すなわち継時的二重人格をともなう放浪は、情報化の進んだ今日、完全なものはほぼみられなくなっていて、これを診断項目として残す根拠が失われつつある。また離人症における自己所属感の喪失は人格の多元化が薄まった段階で観察されるものである。

先ほども述べたように、このスキップを引き起こすのはトラウマであると信じられていた。つまり、忘れたいほどの苦痛を隠蔽する目的で（防衛としての）解離が発動するというわけである。しかし今日のように必ずしもトラウマによらない多元化が頻繁になってくると、健忘を主導的と考えるわけにはいかなくなったのである。物語が多元化している今日では、中心（主人格）を擁護するという防衛的観点は成立しがたくなる。何を何から防衛するのか、その（守られるべき）中心がはっきりしないからである。

解離とは何であったか。先入観のない記述（現象学）にもどって、あらためて整理しておく必要がある。ヤスパースがそこにみたのは単純に、意識された精神生活／分離した精神生活の対峙であり、それが「解離」として主体に体験されるには、さらに両者のあいだにはある連関（Konnex）が保たれていなければならないという。つまり後者が前者に働きかけることによってさまざまな症状が生まれてくるというわけだ。要するに、解離というには以下の三つの分節が認められなければならない。

①ある心的部分の主体からの分離
②分離された部分が主体とは異なる統一体を形成する
③その統一体が主体に何らかの影響を及ぼす

複数の統一体があって、それらが互いに影響を及ぼしあっている。ヤスパースのいう統一体とは、あるまとまった意味連関ないしは物語にほかならない。健忘を排した、よりシンプルな解離の規定ではあるが、ただ不満が残るのは、やはりそこにも「もともとは一つ」という前提がはたらいている点である。

先ほどあげた解離性健忘のケース（六〇歳、男性）を思い出してほしい。仮想された人格部分Bがもともと主体A（主人格）に属していたかどうかは明らかではない。先入観なく解釈するならば、少なくとも本人にとっても家族にとっても、主体Bはもともとの彼に属していない部分であった。仮にそれが主体Aの一部として事後的に切り離されたにしても、分離が生じたのはずっと以前のこと、おそらくは人格形成期であって、そこでは人格（主体A）もまだ十分なまとまりをもっていなかったはずである。とにかく記述的には主体Aに属していない体験系列が突如として（主体Bとして）出来しただけであって、そこに成因論を安易に持ち込むべきではない。

むしろここでは次のように疑ってみることが必要であろう。つまるところ「私が一つ」だったのかどうかはだれにもわからない。われわれはもともと一つという先入観、すなわち「大きな物語」／「一つの自分」を前提としていたために現象をつかみそこねていたのではないか。坂部恵の表現を借りるならば、「一つの私」を形成することは、総じて社会によって承認された想像的・象徴的体系に「憑かれる」ことにほかならなかったのかもしれない。その呪縛がおわるとともに、複数の〈私〉が解き放たれている。要するに、健忘という（二次的）症候に重要な地位を与えていたのは、もともと一つという近代人の固定観念ではなかったかということである。繰り返すが、人格の多元化という背景がなければ（解離性）健忘は生じないのであって、その逆ではない。人格の多元化にとって健忘は必ずしも必要条件ではないということをＩＣ、すなわち「健忘のない多元化」が明瞭に示しているのである。

あらためて、ここで事例化したＩＣのケースをとりあげておこう。

アカネ（三一歳、女性）

もともと人見知りのつよい性格。物心ついた頃より、あたまのなかにテツ（男性、青年）、レイ（女性、成人）、三歳くらいの女児（名はない）という三人のＩＣがいて、日ごろからレイとは対話を交わしていたという。彼女はアカネがいじめられて我慢できないとき、解決できない壁につきあたったときなどに助言し、ときにはアカネにかわって（人格交代して）状況を処理してくれていた。そのときアカネは頭のうしろに退いていたという。専門学校を卒業して地元企業に就職しても、アカネとレイの共同生活はあいかわらず続けられていた。

両者の関係に微妙な齟齬が生じるようになってくるのは、アカネがやや自己愛的と思われる男性と付き合いはじめた頃からである。その男性はアカネの預金にも手をつけ、結婚を約束した翌日に、何の理由も告げずに別れ話を切り出すなど、きわめて気まぐれ、自己中心的、あるいは操作的にふるまってアカネを支配しようとした。レイはしばらくのあいだはアカネが疲れているときに「かわってやるよ」といって前面に出てくれていたが、この男性の彼女への借金が膨らんでいき、彼が返済を拒んだところから事態は思わぬ方向に展開することになる。二人のＩＣ（テツとレイ）の怒りがおさまらなくなってしまうのである。アカネは必死になって彼らを抑えようと試みたというが、もはや一触即発の状況になってしまった。たとえばテツは「これからあいつを殴りにいく」「おまえを苦しめる奴はおれが殺してやる」などといって、じっさいに行為の寸前まで及んだこともある。また突然、三歳の女児があらわれて失声に陥ってパニック状態となり、救急病院に担ぎ込まれたこともある。その際には幼児語を話しはじめて担当した医師を困惑させる一幕もあった。そういった混乱がしばらく続いたため、やむなく彼女は休職、精神科外来へと引き継がれたというわけである。

治療的面接のなかで最初に浮かんだのは、なぜアカネが（勝手気ままにふるまう）男性への攻撃性をこれほど抑圧しているのかという問いであったが、その答えを見出すのにそれほどの時間を要さなかった。背景にあったのは小学校時代、アカネが激しい憎悪を向けたその直後に、相手が事故で死んでしまったという、子どもにとってはショッキングなエピソードであった。アカネにはそのときの罪悪感が加害恐怖として潜在的にはたらいており、さらにそれはサド・マゾヒスティックな父親転移にまで遡ることが可能であった。面接過程でそういった背景が次第に言語化されていくにつれて、ＩＣに付託されていた（唐突な）攻撃性は意外なほどスムースに解消していったのである。アカネは男性との関係の清算に自ら立ち向かうことができるようになって職場へと復帰することができた。

このケースから確認しうるのは、ＩＣが本人とは明瞭に異なる意思をもって行動し、ときには本人とのあいだに葛藤も生じうるということである。アカネは外傷的な思い出を健忘していたのではなく、ＩＣとのあいだで記憶は共有されていた。ただそれを体験する形式が分断されていただけである。すなわち攻撃モードはＩＣ（テツやレイ）に属していて、アカネにとっては文字通り怒りは他人事として把握されていた。すなわち外傷記憶に結びつく攻撃性がＩＣへと付託されていたということである。付託された体験は（断片化するのでも忘却されるのでもなく）他者（ＩＣ）に属するものとして体験（他有化）されていたのである。そのことは、面接経過のなかでアカネ自身が男性に怒りを向けることができるようになってからＩＣが消失していった経緯からも明らかであった。

ＩＣは先にあげたヤスパースによる解離の三つの契機を満たしている。そして体験を分断するうえで必ずしも健忘の壁は必要ないということを示しているのである。現行のクライテリアでは相変わらず健忘の方に重きがおかれるが、もし健忘が解離にとっての基本メカニズムであるならば、解離スペクトラムの究極型は全生活史健忘といわねばならなくなるし、健忘を有さない離人症が解離スペクトラムに数えられる理由も説明されなければならない。とにかく体験の他有化のみが比較的純粋にあらわれるＩＣを解離スペクトラムから締め出してしまう理由はない。

むしろ次のようにいうべきであろう。健忘は世界と自己が一つでなければならなかったモダン時代と外傷記憶の相乗効果から派生したのであり、健忘というコンタミネーションを含まない純系の多元化がようやく九〇年代以降になって出現するようになった。逆にいえば、モダン時代の多元化には必ずといっていいほど健忘がともなわれたのである。チャップリン映画の失神する女性が象徴しているように、アイデンティティ時代には同一性を揺るがす「異なるもの」は人格のなかから排除（否認）されなければならなかった。そういう呪縛からも解き放たれて、ふつうの青年たちのあいだに健忘のない多元化（ＩＣ）が拡がってきたのである。本来、多元的であるべき世界と自己を一つにまとめようという統合強迫の時代がおわって、解離が病態とみなされなくなっているのである。そうしてみると、八〇年代にはじまったかにみえた解離の流行も、一つの〈私〉が自明であった時代がおわり、「中心の不在」がはじまるまでに呼応していたことがわかるだろう。すでに中心のない時代を迎えているにもかかわらず、いまだＤＩＤを解離の中核とみなすという先入観を払拭できないでいるのは問題であるにしても。

一般に、ＩＣのような「健忘のない多元化」にはＤＩＤにみられるような虐待（幼児期のトラウマ）の既往がはっきりしない。つまり激しいトラウマを欠くにもかかわらず、人格の多元化が引き起こされているのであり、そこには従来理論の枠組みを越える事態が関与していると考えなければならない。

今日に連なる人格の多元化の潮流は、八〇年代の北米を中心とした多重人格（解離性同一性障害、ＤＩＤ）のブレイクに端を発して、この国でも九〇年代以降、人格の多元化が臨床をにぎわすようになっているが、そこで主役を演じているのは、はじめから、粗大な健忘を欠く「不全例」（ＤＤＮＯＳ（ＤＳＭ-Ⅳ-ＴＲ）、ＯＳＤＤ（ＤＳＭ-５））であったことは強調しておかなければならない。リフトンが指摘していたように、この国の青年に潜在しているプロテウス的傾向もそこに働いているかもしれない。そしてＩＣはアスペルガー症候群の人たちにも稀ならず認められるのであり、それはかなり広範囲に及んでいる。

〈この章のまとめ〉

- 従来の解離理論においては「一つの中心」すなわち統合をめざすライン（中心への一元化）の上に立って、解離の中核にＤＩＤ（中心をもつ多元化）を位置づけていたが、世界が多元化に開かれることによって、しだいにその地位も維持されなくなっている。
- すなわちＤＩＤとは、「中心をもつ多元化」のことであり、そこでは解離はあくまで中心となる人格モードの維持（防衛）をめざすものと考えられていた。つまり、そこで力点がおかれていたのは、あくまでトラウマの記憶を主人格に対してかくすこと（健忘）にほかならなかった。

- それに対して、「中心のない多元化」の時代が到来して以降、主役を演じるようになったのは「健忘のない多元化」であり、その中核とみなされるのがイマジナリーコンパニオン（ＩＣ）である。「中心のない多元化」をベースに据えるならば、「一つ」であることに寄与する健忘は、むしろ二次的な機制として格下げされることになる。ＩＣは防衛メカニズムというよりも、「中心のない多元化」そのものの表現であり、個々のアイデンティティが「大きな物語」の下位物語であることをやめて、それぞれが大きな物語から独立した「小さな物語」として機能しはじめたことを表現している。
- つまりＩＣには、内部∨外部のヒエラルキー崩壊が如実に投影されており、それはイメージ（表象）とリアル（知覚）が交錯する舞台にあらわれ、〈私〉と他者の境界を無効にしている。主観的にはＩＣは、「あたまのなかに（あるいはその周辺に）もう一人の自分、あるいは自分とは異なる人物がいる」と体験されるが、その人称が〈私〉なのか他者なのかについても不鮮明である。
- 体験の他有化という側面からみると、ＩＣは、離人症から統合失調症にいたる「他有化スペクトラム」のほぼ中央に位置づけられる。そのどこまでが正常でどこからが異常なのかについても、「中心の不在」ないしは〈私〉の多元化がどの程度、社会に許容されるのかによって左右されることになる。多様にあらわれるＩＣの表現形態はそのことをはかる試金石の一つにもなると思われる。

〈この章のまとめ〉

註

（1）ＤＳＭ－Ⅳ－ＴＲまでは特定不能の解離性障害（ＤＤＮＯＳ）、ＤＳＭ－５では他の特定される解離症（ＯＳＤＤ）とみなされる。

（2）後藤和史・大饗広之（二〇一五）大学生年代におけるイマジナリーコンパニオン周辺体験の諸相　第14回日本トラウマティック・ストレス学会　http://researchmap.jp/?action=cv_download_main&upload_id=88386

第4章　モード転回がとまらない

私のなかに「私以外のだれか」があらわれてくる。それほど明瞭に意識されないにしても、潜在的には、私と他者、あるいは内部／外部の境界があいまいになっており、油断していると足場のない外部に放り出されてしまう。すでに世の中は中心のない多元化の潮流のなかに呑み込まれているのである。潮流に乗りそこねると、思わぬところで取り返しのつかない落とし穴に引きずり込まれるかもしれない。第2章では、「小さい物語」にとらわれて身動きがとれなくなったケースを示したが、人格モードが転回するとき、それまで周到に封印されていたモードが一気に解き放たれるときにはさらに危険な状況が引き起こされることもある。そうなると中心（ふつう）との関係で位置づけられていた枠組みが一挙にふっ飛んでしまうのである。それは解離やアスペルガーといった診断領域のなかに留まってはくれない。あらゆる病態と病態のあいだを仕切っていた壁にも穴があいてしまって、「神経症に幻聴」、「うつ病にパーソナリティー障害」、「アスペルガー症候群に解離」

といった混淆も頻繁に観察されるようになる。

1　豹変リスク

「穴」が大きくなるにつれて、神経症／境界例／精神病といった区分がなし崩しにされていく。そして抑圧が中心とみなされた時代がおわりをつげて、〈私〉のなかに潜伏していた他者がふいに姿をあらわしてくる。多元化の進行とともに、「周辺」に押しやられていたモードが自己主張をはじめ、頻繁にトラウマのエピソードが湧出してくるのである（自生的な記憶想起）。複数の人格モード（キャラ）のあいだを移行するスタイル（人格モードの多元化）のなかではセキュリティバリアもうまく働かない。いきなり「ふつう」の青年から意外な顔があらわれてくることもまれではない。見知らぬもの、得体のしれないものが、出口を探して湧出の機会をうかがっているのである。なかには次のケースのように、かなり深刻な状況につながることもある。

サトル（二一歳、男性）

大学二年の夏、サトルはこれといったきっかけもなく市販薬を大量服用して救急病院に運ばれてきた。もともと穏やかな性格で友人にも慕われ、家族にとっても頼れる存在であった。それゆえ彼を知る周囲にとっては、まさに青天の霹靂。身体的な回復をまって、家族にうながされての受診となった。以下は面接記録の抜粋である。

……きっかけもなく死にたくなる。今回は薬局で鎮咳薬をたくさん買って、一気にのんでしまった。「何か思いあたる原因でも？」とくにストレスはないけど、それでも短絡的にふっと死にたくなる。いろいろ考えても、本当に思いあたる理由がないんです。「いつも死ぬことばかり考えている？」いえ、いつもじゃない。「どういうときに？」それがわからない。「いつ死にたくなるかわからない？」そうなる前には、何となく違和感はあるけど……。「急に死にたいモードが出てくる？」そうです。「記憶がとぎれていることは？」飛んでいるところはない、全部覚えていると思う。

なるほど落ち着いた雰囲気の青年である。少し虚ろな感じもするが抑うつ的といえる兆候はみあたらない（大うつ病のクライテリアはみたさない）。勉強やアルバイトに対する意欲にも問題がない。特記しなければならないのは、ナツミ（第2章）と違って、サトルには現実的なストレスに晒されていたという事実がみあたらないことである。それにもかかわらず、突然、死の衝動に駆られるというのはいかにも奇妙である。周囲に心配をかけたくないが、いきなり行為に及んでしまう危険に彼自身も歯止めがかけられないという。

「いつからそういう感じになった？」これほど死にたい気持ちが極端になったのは、たぶん一カ月くらい前からだと思う。それ以前にはぜんぜんなかった。もともとネガティブな性格だけど、ここ最近はまったく別次元に飛んでいる。「薬を飲むと死ねると思った？」死ねないとわかっている自分もいたけど、死のうとしていたのは確かです。［いやな思い出がふっと浮かぶことは？］あるにはあるけど……。［いつ頃の思い出？］小学生、それと中学生の頃のことが多い。ボーっとするときに考えている。［悪い方に？］基本的にそうです。［もともとネガティブって？］人間関係でそういうことはない。何かにつけて先に最悪の事態を考えるってことです。それでぶれないように心構えをしている。根っからの「先読み人間」なんです。［ずっとそんな感じ？］たぶんそうなったのは小学校高学年から。［きっかけは？］いじめとかはぜんぜんなかった。つらいっていえば親の喧嘩があったことくらいかな……小学校四年頃の両親の争い。離婚問題にまで発展して……そういえば、最近そのことが浮かんでくることが多い。でもそれだけが原因とは思えないし……。［あたまのなかで自問自答することは？］よくあります。［「もう一人の自分」と話す感じ？］そいつがネガティブなこといってくる。［声でいってくる？］ええ、声のときもあるし、思いだけのことも……。［まるで別人のよう？］そうです。まったく違う自分……。

やはり死にたくなるとき、彼自身が死にたいというよりも、死にたいというもう一人の自分が支配的になるということらしい。やはりそこでは「もう一人」が主役を演じているようである。

［これからも「死にたい自分」が出てきそう？］それが止められそうもないから相談に来たんです。［思い出はバラバラに浮かんでくる？］そう。どういう出来事とかいうのではない。まったく関係ないこと、いろんな出来事とか人物が何かのきっかけで出てくる。［音に敏感なことは？］それはない。［だれかにみられている感じは？］みられるっていうのは、かなり昔からあります。たとえば夜一人で歩い

ていて、絶対に後ろを振り向くし……。［緊張？］緊張はしないけど、しやすい方なのかもしれない。つねにアンテナ張っている。ちょっとしたこと、いろんなことを頭のなかで考えている。それはけっこう前からです。［その場その場で自分が変わる？］そういわれればそうです。［死んでしまうと困るね？］う〜ん、自分はともかく、今回も親とかにすごくびっくりされたから。悲しまれるかなって……いえ自分でも、やっぱり死ぬのは「逃げ」だからまずいとは思っている。

［あなた自身は死ぬのが怖い？］自分ではぜんぜん怖くない。［死んだらどうなると思う？］無ではないと思う。空からみているって感じかな。［恐怖心はない？］場合によりますけど、別に怖くはない。外から誰かに何かされて殺されるのは嫌だけど……自分なりの人生おくってきたから後悔はない。［憂鬱な気分は］その日によりますね。［気分の波は？］つねにもやもやしている。どっかがなんかスカスカ……。［自分でもおかしいと？］こんな人間はいないだろうなとか思う。些細なことを無意識に、なんかつねに考えているし。疲れるからやめようとか思うけど。いいパターンを考えて、悪いパターンを考えて……そうやって考えるのをやめたい。冒険心？　完全にないですね。いつも考えながら客観視している自分がいる。小学五、六年。親が喧嘩しているとき……、自分が強くなろうとしたのがきっかけかも。時間帯は一定しない。ともかく自殺の発作は毎日のようにおこってくる。ダメだぞという自分と戦っている。それこそ今日なんか、このまま山にいって飛び降りようかなと、そこまで考えてしまう。

唐突な自殺企図ときくと、もともと衝動コントロールが悪かったのではないかと疑われるが、実際、そういったエピソードはまったく見あたらないのである。いったい、どのようにして死にたくなるモードが表面化するのだろう。彼があたまのなかに二つの自分（観察する自分／行動する自分）を意識するようになったのは小学生の頃だという。そのとき以来、二つの自分が分かれたままになって、主体の中心はいつも離れたところ、すなわち観察する側におかれていたのである。とにかく、それを境に天真爛漫にふるまう（感情的な）自分はどこかに消えてしまい、一見穏やかにみえるおとなしいモードにスイッチしたという。最近、あらわれてきた死にたいモードは、小学生の頃に隠ぺいされたモードの再現を思わせるものであった。

サトルの陳述から得られた記述的特徴をまとめると以下のようになる。

①一カ月ほど前より現実的なストレスもなく、また抑うつ気分がないにもかかわらず、サトルは唐突な自殺衝動をコントロールできなくなった。

②自殺衝動が生じてくるとともに、過去（小学校四年時）の両親の喧嘩のシーンなどが自生的に想起されるようになっていた。

③同じ頃（小学校四年）に、感情的なモードからおとなしい性格になるという人格モードの屈曲が体験されていた。またそれ以来、自分のなかに「もう一人の自分」を経験するようになったという。

こうした記述的特徴をたどりながら、われわれは原因探しに向かうことになる。唐突な自殺衝動が、小学生のときに解離された人格モードの回帰によって引き起こされている可能性は拭えない。

そのきっかけとなったのが両親の離婚騒動であることも疑いないようにみえる。それ以来、彼は天真爛漫なモードをあきらめて、攻撃性を抑圧した「小さな大人」になってしまったというのである。

ただし注意しなければならないのは、サトルに何度たしかめても、両親の諍《いさか》いの想起にはとくに苦痛がともなわれないし、あらためて両親に確認しても、そこには暴力的なエピソードがまったく含まれていないことである。つまり、そのエピソードがパニックを引き起こすほどのトラウマといえる強度をもっていたとは考えにくいのである。家庭内で言い争いがあったのは事実であるにしても、結局のところ、それはどこにでもありそうな範囲を越えるものとはいえなかった。そのエピソードからただちに「トラウマ⇒解離」という連鎖が引き起こされたという解釈には支持しがたいものがあった。

しかしトラウマが見つからないとすると、サトルの「豹変」を引き起こしたのが何かがはっきりしないことになる。むしろここで重視したいのは、ナツミに見出された「ゼロ点兆候」（四八頁）、すなわちモードの多元化、まなざしへの過敏、自生的な記憶想起がサトルにも認められるということである。この三者は物語がシャッフルされていることを示唆しており、サトルが一つの人格モードのなかに投錨していないことを意味している。要するに、「中心のない多元化」こそが理由のない豹変を準備していたと考えざるをえないのである。

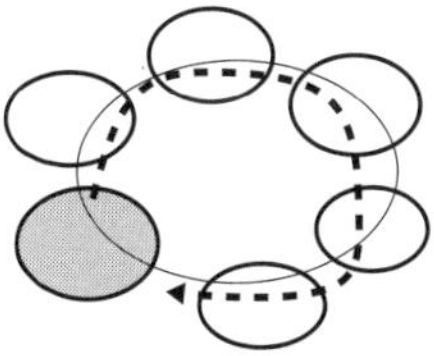

図4－1　多元化したモードの中で　複数の人格モードの序列が失われて中央が空白になっており，どれが中心に押し出されるのかがわからなくなっている。

サトルの「穏やかで頼りになる人」といった評価は、いうなれば仮留めのようなものであり、少しのきっかけで別のモードへと移行するポテンシャルをもっていたとみなければならない。そして過去のエピソードの自生的な想起は、そういった仮留めが外されたことを、さまざまな人格モードが浮遊しはじめたことを示していた。彼が小学生のときに（天真爛漫な）人格モードを封じ込めたときに、そういった不安定要因を抱え込んでしまい、それ以来、どこにも錨が降ろされていないなかで、少しのきっかけで人格モードがどちらにでも振れるようになったと推測しうるのである。

もちろん、こういった衝動コントロールの悪さは「ふつうの人」（神経症的人間）には起こりえないものである。もともとそれは「不気味なもの」「おぞましきもの」が抑圧されないパーソナリティー障害や精神病、ないしはうつ病などにしか観察されないはずであった。ところが、サトルには死ぬということに実感がないという訴え（離人感）こそあるものの、それもパーソナリティー障害やうつ病などに由来しているとは考えられなかった。やはりシェーマにもどって、自分のなかの未知のモードが、いつ誘発されるかわからない状態におかれていたと考えざるをえないのである。

まるで、どちらにでもふれうる振り子――しかしそうはいっても、サトルの治療経過をみると、適切な心理的アプローチがなされるならば、危機は意外と簡単に回避しうるものであることがわかる。みずからのおかれている心的状況について鳥瞰（内省）しうるようになるやいなや、振り子はあたらしい方向に急速に振れていったのである。症状は知ることによって消失していった。訴えの深刻さにもかかわらず、内省に向かう心理療法的対応によって意外なほど簡単に改善したのは、ナツミのケースと同様であった。

その治療経過は次のようであった。最初、行動を抑えきれないというサトルに対し、急場しのぎに抗精神病薬（オランザピン一〇mg）を併用しつつ、家族のなかでサトルがどうふるまってきたのか、また小学校の人格モードの急変のときに何を体験したのかを繰り返し話題にしているうちに、母親に対する怒りの表出が次第に可能になっていった。そして「家族から距離をとる」という選択が話題にのぼるとともに、あっけなく死の衝動はどこかに雲散していった。おそらくはサトルは「両親の調停役」としてのみずからの位置づけに狭く固定されていたのである。そして家族物語のなかに封印されていた（抑制的な）人格モードが解除されるとともに、比較的短い期間で危機を脱することができたと考えられる。詳細には触れないが、薬物の撤収によっても死の衝動がまったく再来してこないことを確認して、およそ三カ月たらずの治療は終結となった。危機におちいってしまうのも唐突ならば、そこから回復する過程もスムースに展開するということができる。

それにしても、かつて、八〇年代までは臨床の現場でサトルのような青年に出会うことはあまりなかった。まったくなかったといってもいいだろう。死にたいという思いにとらわれる人は少なくないにしても、そのモードが理由もなく突出してくるのは、ふつうの青年にはありえないことだった。モダン時代（アイデンティティ型）の青年においては、「おぞましいもの」は垂直軸の下方に（時間的以前に）封印されていて、その鍵はそう簡単には解かれなかったのである。そして人生という一つの物語、すなわちセルフシステムにとって不都合な記憶は忘却されてしまうか、あるいは無意識へと抑圧されなければならないというのがその時代のコモンセンスであった。ところが、今どきの青年たちにとって「おぞましいもの」は外部に押しやられているのではない。すぐ傍らにあって、いつ回帰してくるかわからなくなっている。

２　クライテリアが定まらない

いつ、どのモードが突出してくるのか予想がつかない――それと似た状況が精神疾患のクライテリアにも及んでいることにも触れておかなければならない。要するに、一人の人間を一つの診断クライテリアのもとで把握することができなくなっているのである。もともと精神疾患というのが、モダン時代の「大きな物語」（内部）から排除されたものの総称であったことを考えると理解はそれほど難しくないだろう。地が変わればそこに浮かびあがる図も変わってくる。極論すれば古典的な精神疾患の全体がモダン時代に特化された幻想であったといえないこともない。

いまや統合失調症もすっかり軽症化して、かつて八〇年代まで臨床を席巻していたパーソナリティー障害も、中心のはっきりしない異種混淆物に成りはてていることはすでにふれた通りである。うつ病における内因／心因といった区分も相対化し、今では古典的うつ病（メランコリー親和型）に遭遇することも珍しくなった。今となっては現代型うつ病について、それが内因か心因かを議論することさえ無益であろう。いつのまにか内因／外因／心因といった区分もなし崩しにされている。ポストモダン状況のなか、今後の臨床はどう展開していくのだろうか、それを暗示する青年のケースを一つ取りあげておこう。

トモミ（二〇歳、女性）

二人同朋の長子として、平均的なサラリーマン家庭に出生。中学一年の頃、対人関係に悩んで三カ月ほど不登校に陥ったことがある。高校時代は明るく穏やかなキャラですごしたというが、大学入学直後からダイエットをはじめ、短期間に体重が四五kgから三六kgまで減少し、再び自宅に引きこもりがちの生活となった。内科クリニックで神経性無食欲症（アノレキシアネルボーザ、以下アノレキシア）と診断されて筆者が勤める病院に紹介されてきた。

なるほど初診時に肥満恐怖、会食恐怖、対人関係での不全感（居場所のなさ）などがはっきりと認められ、定型的なアノレキシアとして筆者は疑いをもたなかった。過食傾向が強まった時期もあったがそれほど深刻にならず、一年を経る頃にはかなり内省的にみずからを振り返ることができるようになっていた。

ところがモード転回はそこからはじまる。内省的陳述が豊かになるにともない、新たな兆候が顔をのぞかせるようになってきたのである。すなわち幼児期の頃に、同居していた祖母によって、虐待に近い（弟との）差別待遇を受けていたこと、また秘かに弟に対して憎悪を抱いていたことなどを語るようになり、祖母から受けた折檻シーンが侵入的に想起されて過呼吸発作に陥ることが頻繁になり、同じ頃よりやや唐突に自傷行為（リストカット）が生じるようになってきた。

そういった状態が三カ月ほど続いたあたりから、さらに新たな転回が見え隠れするようになる。リストカットを行っているときに、しばしば記憶が抜けて、そこにまったく異なる人格モードがあらわれるようになったのである。摂食障害のベースに別の病態が隠れていたといった解釈は通用し

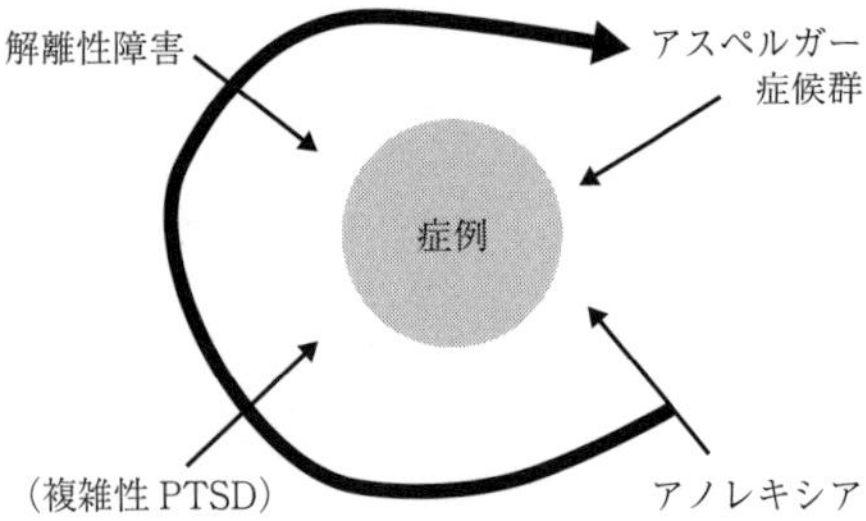

図４－２　診断的ゆらぎ

ないと思われた。アノレキシアが前景にあったときの彼女には一貫した自己への執着が明らかだったのである（第5章）。それと相反する多元性がいきなりあらわれてくるというのはどうしても無理があるというのが筆者の印象であった。人格はしだいに頻繁に入れかわるようになり、やがて周囲は「穏やかで周囲に敏感な人格」、「お転婆で怒りをあらわにする人格」そして「依存的で幼児語を話す人格」という三者を区別しうるようになった。しかもどれが中心となる人格なのかについては本人にも家族にもわからないということであった。

その後も診断のゆらぎはおさまったわけではなかった。対人関係でのストレスがかかると、トモミは食べ物にこだわるようになり、そうなると人格の多重性にかかわって体重をめぐるこだわりが再び前景に押し出されるようになる。ところがトラウマの想起がさかんになると、それと交代してリストカットが頻繁になり、パニック様の症状が目立ってくる。いったいどこに中心があるのか、どれが本質的な症候なのかについては断定することができなかったのである。

このケースの経過を追いかけながら、いったい何をみていたのだろうという思いが払拭できなくなってきた。やや冗長になるが面接内容を少し引用しておきたい。

しょっちゅう頭痛がする。頭のなかに声、もう一人の声がする。でも突っ込まれることもあるけど、いなきゃ困るし……。［どういうこと、いなきゃ困るって？］　かわりにしゃべってくれるから……。［どんなときに？］　私にかわって言いたいことをいってくれる。［後になって困らない？］　最近はそうでもない。［もう一人ってどんな性格？］　私とは正反対。みんなの思っている私とは違う。［その人が出てくるとき、あなたはどこにいる？］　なんか奥の方にいる。覚えてないことも多いし。でも私、いまは別に困っていない。［もう一人の自分はいつからいるの？］　よくわからないけど、昔からいたような気もする。中学のとき頭のなかで会話をしていた。学校に行かなくなったころかな。ずっといなくなっていたけど、また最近出てきた感じ。でも別に違和感はないし、それはだれにでもあることだから。［だれにでもある？］　……だって人間は一つの性格じゃないし、いたって困らない。［友人のようなもの？］　そういえばそうかも。でもむかつくこともあるけど……。［その人の声って音声、それともイメージ？］　何が違うの？　イメージだって声でしょ？　頭の中で響いていると頭が痛くなることもある。そりゃ自分で考えているのとは違うからね。ええ？　でもだれでもそうじゃないの？

　勝手にスイッチが入る。友人と話していても自分と話しているみたいになる。ドラマをみているとそのなかに入り込んでしまう。そのなかに自分がいるみたいになって混乱する。［テレビを消せばいいじゃない？］　そんなことすると、なおさら出てこれなくなるじゃない。夢のなかまで入ってくる。［以前、友達と旅行にいったとき混乱したといっていたのは？］　ああ、そのときも行く前の自分と行った後の自分がダブって、どこに戻っていいかわからない感じになった。行く前の自分ってなくなっていたから。［もとの自分の位置に戻ればいいんじゃない？］　それじゃあ旅行にいってきた自分が宙に浮いたままになるじゃない。［思い出にはならない？］　思い出って感じじゃない。思い出って、整理されて歯車クチュンとなったら思い出でしょう？　それまでにすごい時間がかかるじゃない。ゴミを区別するように……。［ゴミ？　どういう風に区別される？］有害かどうかとか、すぐに思い出は頭には入らない。そんなにすぐに入ったら、もともと入っていた思い出はどこにいくの？

頭のなかにいろんな小人がいて、どれが本当の自分かわからない。［怖い自分もいる？］死にたいとか、弟を殺したいとか。中学のときには本当の自分を出していると思っていたけど違うのかな。［いろんな自分に気づいたのは？］高校二年のとき。友人と本心では「親友じゃないな」と思っていたから。そのときから全部自分じゃないって感じになった。

そうして状況が切迫してくると、トモミは混乱し、パニック様となって次のように訴えるようになる。

とにかくモードがコロンコロンかわるので何とかしてください。自分の気持ちがどこにあるのかがわからない。絶対にはやくどうにかしないとどうにかなりそう。［今までの感じとは違う？］今まではモードが変わるといってもそんなにコロコロ変わらなかったし……たまに器用に自分で変われるようになっていた。切りかえようと思っても長続きしない。頭の後ろでしゃべるのがうるさい。しゃべってて、その後ろでしゃべるので自分で何をいっているのかわからないし……。

「ストップ」っていう薬ないの？　自分がどれだかわからない。それは昔からそうだけど、身体のなかにいっぱい入り込んでいる。

あまりに多くの人格モードが出入りすると、各々のエピソードがライフヒストリーとして統合していかなくなるのである。その陳述からは、もはやトモミには経験（時間）の連続性が保たれていないことが明らかになってきた。そして中心となる人格がなく、個人としての歴史的展開が欠けているといわざるをえないのである。少なくともそれぞれの人格には共感性がそれなりに保たれており、自然な感情交流も感じさせる人であるが、中心となるべき人格（主人格）がはっきりしないのであるから治療の動機づけもはっきりしない。

いったい、こういった病態変遷をどうとらえればよいのだろうか。一見したところ摂食障害や対人的ひきこもりの背後には幼児期のトラウマが隠ぺいされていたようにもみえたが、治療的展開のなかでしだいに人格の多重性が前景となり、最終的にはアスペルガー症候群にもつながるような、中心の不在が明らかになったのである。しかしそれらは衣笠隆幸のいう「重ね着症候群」のように、アスペルガー症候群を核として層的に配置されているというわけでもない。診断クライテリアそのものがどれを中心にしていいのかわからない。それは中心もなく変転していくようにみえたのである。病像そのものが面接経過のなかでコロコロと変転してどこにも焦点が絞れないという印象であった。どこをどう切り取るのかによって診断が変わってみえるように思えたのである。

繰り返しになるが、もともと診断行為自体がモダンのシステムを地として言語的に分節されたものにすぎない。大きな枠組みが失われれば、体系のなかでの位置づけが定まらなくなってしまう。サトルにとってはおぞましきものが水面下に押しやられておらず、いつ唐突に前景化してくるのかが予想できなかったように、診断クライテリアそのものが留め金を外されたように、体系の秩序に逆らって転回してしまうかのようである。診断クライテリアも「中心のない多元化」のなかで、そのアイデンティティが維持されなくなっているといってもいいだろう。

こうやって、さまざまなモードがどこからともなく押し寄せてくる。すでに物語の斉一性（アイデンティティ）は過去のものとなっていて、複数のモードが中心のないままに乱立しているのである。中心となるモードが「大きな物語」のなかに固定されなくなったために、どういったきっかけで周辺にあったはずのモードが前面に押し出されてくるのかわからない。それは思いもかけないところから、予想もできない形で押し寄せてくるのである。

〈この章のまとめ〉

- これといったきっかけもなく唐突に人格モードが転回して、本人にとって危険な状況が回避できなくなる。それもまた中心のない多元化が引き起こしているマイナス効果の一つである。
- 豹変リスクは、みずからの内なる別モード（IC）の存在について、本人が認識（内省）していないことによって高められる。人格モードが一つに固定されなくなった状況では、だれもがこうしたリスクを背負っているといわざるをえない。
- 人格モードが固定されないことによる影響は、クライテリアの枠組みや診断行為にも及んでいる。一つの診断クライテリアのなかで患者を把握しようとしても、それが思わぬ形で裏切られてしまう。一人の患者のなかで、しばしば病態水準を横断する形で、さまざまな症候が乱舞するようになっている。そういった診断の不定性も中心のない多元化から派生していると考えることができる。

〈この章のまとめ〉

第5章　失われた中心――引きこもりの源流

中心のない多元化の波及をめぐっては、もう一つ付け加えておかなければならないことがある。意外かもしれないが、ここでどうしても避けて通れないのが引きこもりという現象なのである。引きこもりが日本や韓国などの東アジアだけにかぎらず、フランスやドイツをはじめ、ヨーロッパの全体にもひろがりつつあることが知られるようになって、この問題はよりグローバルなテーマとして認識されるようになった。とはいえ、その本質が何なのかについてはまったく解明されていないことにかわりはない。

なぜ若者たちが引きこもるのか。やはりそこには九〇年代以降の「中心の不在」が大きく関与しているのである。物語の共有化圧力が弱まるにつれて、もともと内在していた多元性が解放されていったことを思い出しておこう。重要なことは、引きこもる人たちが多元化とは対極に位置しているという点にある。もし中心のない多元化のさなかで、なおも自己の一貫性を手放すことができないとどうなるのか。そこに引き起こされてくる不都合の究極が引きこもりという形なのである。

1　基礎的状況――対他的同一性／対自的同一性のデカップリング

引きこもっている青年に向かって「現実にもどれ」といってもあまり意味がない。もどるべき現実（中心）がみえなくなっているからである。彼らには多元化（解離）になじまない性質があって、多元化した状況にうまくアクセスすることができないのである。単純にいえば、彼らは「一つの中心」にこだわるあまり引きこもってしまうのである。移りゆく複数モードのなかに錨をおろそうとして、ますます中心が定まらなくなる。中心の失われた世界のなかで、なおも一つの中心という幻想を維持しようとして、迷宮に入り込んでしまうのである。

しかし、そうはいっても情報のネットワークが圧倒的なスピードで押し寄せるなかで、だれもが自分のモード（キャラ）を変更しながら、何にでも手を出し、どこにでも瞬時にアクセスしなければならない。それを考えるとたしかにクレージーな状況には違いない。かつてであれば、学生たちは放課後になると一人だけの時間にひたって、どこにも属さない気楽な「外部」を享受することもできた。それが今では、ＳＮＳのネットワークがどこまでも追いかけてくる。どこにいてもだれとでもつながってしまって、それゆえどこにも外部がないという窒息感。いったいだれがこんな世界をのぞんだのだろう。つながりを遮断してどこかに引きこもりたくなるのも無理がないのではないか。社会的現実を遮断し、共同体による物語を放棄して「どこにもない場所」に逃げ込んでしまう、それが引きこもりという現象なのである。

もう少しラジカルにいえば次のようになる。引きこもる人たちはネットワークの「内部」に風穴をあけようとしている。それは社会的現実のなかに外部をもたらそうとする試みなのである。引きこもりという用語からは空間的退却が連想されるかもしれないが、それを場所的に限定してすますことはできない。引きこもりで問題になっていたのは、内的一貫性を保つために共同体の現実（内部）を遮断しなければならない状況であった。この場合の外部とは「共同体の外」ということであり、その意味での「外出」はさまざまな位相で起こりうるし、どこにもない場所というのが自分の部屋でなければならないという理由はない。たとえば一見、社会生活をたんたんとこなしていても、内面世界ではかなりの程度に引きこもっていることもありうる。あるいは表層的な対人関係の背後で密かに自己世界が切り離されているケースも少なくない。

それゆえ、われわれはたんなる記述を越えて、この現象にいたるプロセスにもう少し切り込んでいかなければならない。そのもっともよい手がかりとなるのが「アイデンティティの失効」なのである。たしかに引きこもりは「〈私〉とは何か」を問わざるをえなくなった時代をベースに拡がっているようにみえる。そしてそれは、九〇年代以降に引き起こされている社会的現実と個人的現実のデカップリングに呼応しているのである。まずはアイデンティティに何が起こっているのか、その基底レベルに踏みこんでおくことにしよう。

図5－1のシェーマをみていただこう。ざっくりいって八〇年代までは「自分自身であること」（対自的同一性）と「他者と共にあること」（対他的同一性）がそれほど矛盾なく両立していたといえ

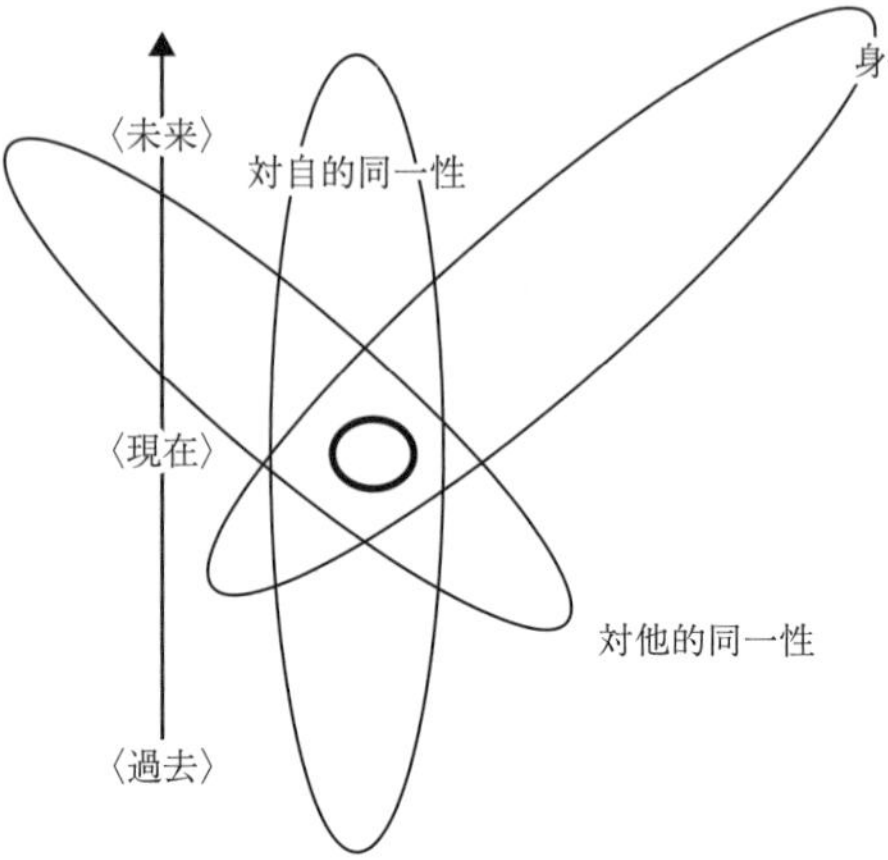

図5－1　モダン時代の「いま・ここ・私」

る。もともとアイデンティティという概念は、共同世界（社会的現実）への参画が、「他のだれでもない自分になる」（個別化する）ことを通して可能になるという根拠の薄い仮説のうえに立てられていた。少し考えればおかしいと気づくであろう。自分の固有性が何よりも内発的動機によって推進されるのに対し、対他的同一性（共同世界への参入）においては「他者のまなざし」すなわち外発的動機が主役を演じるのである。両者は別々のところに出自をもっており、それゆえ無条件に交叉するわけではない。社会的現実を重視するならば自分らしさを失い、みずからの内的一貫性に従うならば、他者のまなざしに順じてばかりもいられない。ところが、かつては両者の交叉が疑いもなく自明なこととして生じると思われていたのである。ユニークな自分になることと共同体的であることが矛盾をきたさない、それがモダンという時代の特徴だったということもできる。シェーマに示すように、それは対自的（時間的）同一性と対他的同一性が身体（ここ）という空間的な場で過不足なく交叉することを意味する。その交叉によって「一つの〈私〉」という幻想が維持されていたのである。

ところが九〇年代以降、対他的同一性と対自的同一性のあいだの矛盾が明らかになってきた。それはアイデンティティが成立しない時代の到来、実際に「何もやる気になれない」という青年たちと相対していると、自己世界と共同世界のあいだの微妙な齟齬《そご》に気づかざるをえない。しばしば彼らは「やる気スイッチが入らない」あるいは「本当にやりたいことがわからない」などと訴えるが、それが物語にコミットできないためなのか、それともコミットしようとしていないのかがはっきりしない。人との関係のなかに入るとやる気が失せてしまう、あるいは対人関係の内部に居続けるうちに外部がうごめいてくる、そういったデカップリングが青年たちのあいだにひろがっている。そのことを表現しているケースに焦点をあててみよう。次にあげるのは高校時代から不登校を繰り返していて、いまだにその傾向から抜け出しているとはいえない、その意味では引きこもり予備軍といってもいい青年である。彼女との対話の一場面を再現しておこう。

マナミ（二〇歳、女性）

バイトにいっているのも惰性、何をやっても中途半端で意欲的に取りくむってことがない。「やる気にならない?」自分がこうなんだと思っていた自分とどこか違っている、何かがずれているんです。今でも「目標のある人間でいたい」って思うけど、気づくと、いつも無理に作っている。「だれかの期待にふりまわされている?」そう、いつのまにかそうなってしまう。周りに合わせている、それに気づいてから、今までの自分がニセモノに思えてきて、そしたら本当の自分って何だろうって考えるようになって、そこでとまってしまう。

〔いま付き合っている人とも？〕それも関係あるのかな。いつもそうだけど、一年くらい付き合うと、私の方がいきなり醒めてしまう。話したくもないって感じになる。今の彼氏も、その前のときも。あるとき突然、しゃべりかけられるのもいやになる。〔何がきっかけ？〕それがわからない。相手は何も変わっていないし、いきなり自分のなかのスイッチが押されるみたい。日々いらいらして、自分で自分がコントロールできなくなる。〔めんどうくさくなる？〕放っといてって感じ。わがままなのかな、そうなっている自分が自分でもいやだし相手を傷つけているのがわかるけど、どうにもできない。たぶん私の方から合わせていて、それが「あたりまえ」になって、そのうちに何を求めているのか自分でもわからなくなるのかも。〔相手のことが好きじゃなくなる？〕好きという感情がわからない。〔はじめは好きだった？〕相手から好かれると、それで自分も好きになるから。〔好きでなきゃいけなくなる？〕その感覚もわからない。自然に相手の期待にそっている自分になっているみたい。長く付き合うと、思い出も増えてきて、別れるなんていえなくなるし。でもいやになると、本当にしゃべりかけられるのもいやになる。

〔将来の目的もそれと似ている？〕やっぱり同じだと思う。何かをやっていくと、そのうちに自分が病んでしまう。めんどくさくなる。〔これまで自分がやりたいと思って何かに没頭したことは？〕中学のときの部活動とか、あれは期限が決められていたからよかったのかな、高校になって周囲の目が気になるようになって……友人に裏切られたというのが大きいかも。〔相手を信用していた？〕安心して何でも話していたら、話したことがうわさになっていた。グループのなかでいつのまにか孤立して、その子も向こう側についていた。やっぱり安心してちゃいけないなって……。〔大学では？〕はじめは壁つくって、自分のこと話さなかった。［本音を出すとどうなる］本音というのがわからないけど、とんでもない自分が出てくるようで怖い。だから居心地のいい場所を探していただけかも……「この人、落ちつくわ」と思うと、勝手に好きだって思っていただけかもしれない。［とんでもない自分って？］自分のなかにけっこう黒いのがいるみたい。それも自分で……その人は周りのこと馬鹿にしているし……いつも何種類かの自分がいる。どこかに別の気持ちがあるみたい。今の自分は人の陰口はいいたくないけど、ときどきどっちが出ているのかわからなくなる。

対人関係のなかで、自分らしくふるまっていても、いつのまにか自分自身から離れてしまって、結局はすべてをリセットせざるをえなくなる。自分の物語を追いかけているつもりでいても、周囲に適応的にふるまうことによって、しだいにエネルギー水準が下がってくる。自分自身であることと他者と共にあることのあいだに微妙な齟齬が生じて、そのうちに「黒い自分」が見え隠れしてくるというのである。それは彼女にとってコントロールできない外部（異なるもの）の出現であり、そうなるとまったく身動きが取れなくなる。モダン時代にはそういった齟齬（未分化な衝動性）は放っておいても自然に解消していくものと思われていた（それが定型発達というものであった）。その約束が九〇年代以降、守られなくなっているのである。対自的同一性／対他的同一性のあいだの齟齬が未解決のまま残されて、どうにも落としどころがない。

シェーマに示しておこう（図5‐2）。アイデンティティが失効した世界では、共同世界のシナリオのなかに自分自身の位置づけを見つけることができない。人とつながっていたい、しかしその

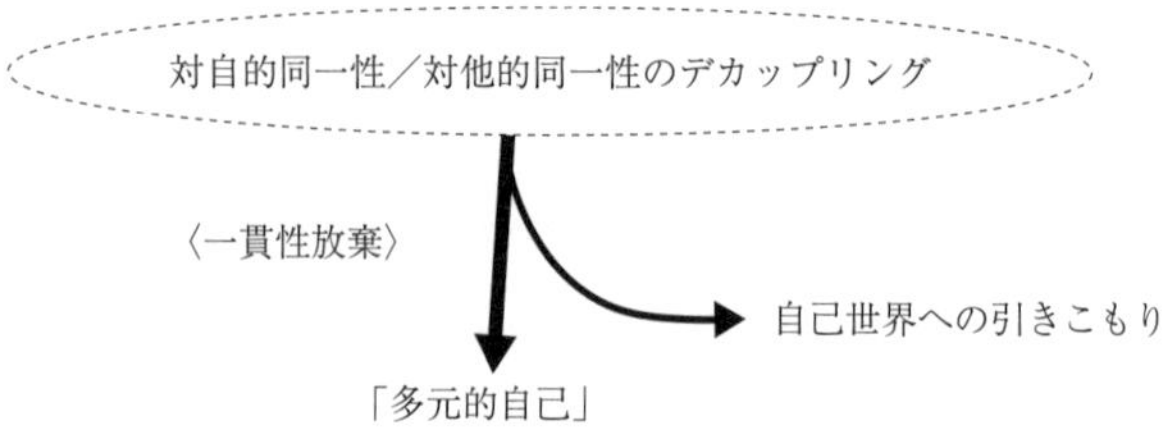

図5－2

ためには自己の一貫性（対自的同一性）を放棄してプロテウス的にならざるをえないのである。逆に自分の一貫性にこだわっていると、結果的に共同世界とのあいだの情報処理が煩雑になり、極端な場合は関係を物理的（空間的）に遮断して自己世界に引きこもらざるをえなくなる。そうやって否応なく対自的同一性と対他的同一性のあいだの「あれかこれか」に引き裂かれてしまうのである。

かつて八〇年代まで、今日的な引きこもりに先だってスチューデントアパシー、ないしは笠原嘉のいう退却神経症がキャンパスの主役を演じていたことを思い出しておこう（第1章）。青年たちが逃げ込んだのは「あそび」という領域、つまり競争のない（秩序の）周縁部分であり、しばらくのあいだ、そこに引きこもっても、そのほとんどが再び社会的現実（内部）へと復帰していった。つまり時間的にも空間的にも退却は選択的に留まっていたのである（それゆえ復帰を急がせてはならないという社会的コンセンサスもあった）。じつはそれも自己世界と共同世界の隔たりが今日ほど顕著でなかったからにほかならない。すべてが「内部」に覆われてしまった今では、どこにいてもだれかとつながってしまう、それゆえだれともつながっていないことにもなりかねない。そこが内部なのか外部なのかさえわからなくなってしまう。そして、いつしか若者は、いつもだれかとつながっていなければならないという強迫に追いこまれるようになるのである。今の青年たちが直面しているのは、むしろ一人になることができない、どこにも逃げ込むことができないといった心的状況であった。

繰り返しておこう。エリクソンのいうアイデンティティが可能だったのも、そこに共通の物語（大きな物語）の下敷きがあったからにほかならない。その下敷きの上では対自的同一性と対他的同一性が自然に交叉していたのである。その前提が失われて、内部と外部のあいだの均衡が奪われ、もはや選択的退却のような中間様態も不可能になってしまった。若者たちの現実は共同世界と自己世界のあいだで引き裂かれてしまうのである。そして日常から隔絶した時空間へ、あるいは共同世界から自己世界への引きこもりがいたるところで観察されるようになった。要するに、引きこもりは共通の土俵からさまざまな形をとって浸透しているのである。極端にいえば、だれもが引きこもりのポテンシャルを持つようになっているといってもいい。

2　プロトタイプとしての物語放棄

そうはいっても、今日いわゆる引きこもりといえば対人関係を物理的に遮断してしまうこと、つまり空間的（社会的）引きこもりのことであって、それこそが引きこもりの基本型であることに変わりはない。そこに入り込んだ青年たちは目標を未来に設定できなくなって「やる気モード」にスイッチが入らない。上述の二者択一からくる葛藤を回避するために物語そのものにコミットしない、あるいは対人関係全般から退却する方向へと舵を切ってしまうのである。彼らは物語にコミットできないことを悩むというよりも、みずから物語を放棄しているようにみえる。そうなると葛藤がなくなり、引きこもりは長期化していかざるをえないのである。

一例をあげておこう。この症例には何ともつかみがたい感じがともなわれるが、よくきくとそこには若者特有のナイーブさが潜んでいることがわかる。

アキラ（二五歳、男性）

薬品会社に研究員として勤務する青年。最近、出社しようとしなくなって、ずっと自室に引きこもっているという。無断欠勤が続いていることを咎《とが》められ、両親に促されての受診となった。アキラは二三歳で現在の会社に入社後、一年ほどは仕事に励んでいたが、両親によると、ここ半年ほど前より気力がめだって落ちているとのこと。対面すると、なるほど生気が感じられないが、いたって礼儀正しい、落ちついた雰囲気の青年である。面接内容の一部を示しておこう。

……両親に相談にいけといわれてきました。おまえうつ病じゃないのっていわれて。［自分では？］ええ、最初は朝おきることができないし、今はまとめて休んでいますから。［なにか思いあたるきっかけは？］別にこれといって……仕事もうまくいっていたし……よく考えると、昔からこうだったかもしれない。［以前にもこういうことがあった？］やりたいことがあっても、ふんいきが変わると続かなくなる。［ふんいき？　やりたいことがみえなくなる？］そう……。［たとえば学生時代なんかは？］大学のときも研究テーマをくれた先生が転勤になったとたんプツンとやる気がなくなって、結局やめてしまった。だれかに引っ張られるところがあるのかも。［今もそのときの感じに似ている?］プツンと切れた感じが似ているかもしれない。［人間関係でも同じようなパターン?］さあ、そうなのかも。［たとえば異性への興味は?］あるかといわれればあるけど、それもすぐに消えてしまうから……。［自分で変わりたいと思うところは?］変わりたいって思わないこともないけど、変わった後のビジョンがないので……。［これまで何かに没頭したことは?］そういう体験もあるけど、そのとき興味をもっていても、ある程度できるようになると興味がなくなってしまうから。［先のことを考えてしまう?］そう、それで先がみえたところでやめてしまう。人生も先がみえているし……。

たしかに取りつくシマがないという印象ではある。アキラには「変わりたい」という気持ちがあるが「こう変わりたい」というビジョンは浮かんでこない。どう変わっていいのかもわからない、それで興味も意欲も続かなくなるのだという。もともと仕事に取り組む姿勢に欠けていたのかというとそうではない。まじめに仕事に取り組んでいたときにはけっこうな成果をあげていたし、上司にもその力量が評価されていた。それを考えると周囲が彼をどう理解していいかわからなくなるのも無理はないだろう。一見したところ真面目にみえて、一方で欠勤を続けることにそれほどの葛藤をもたないし、あまり罪悪感もないようだ。彼にはネット動画を投稿していた時期があり、これまで何度か受賞したことがあるが、無気力になるとパソコンに向かう元気もなくなってしまう。抗うつ薬などにはまったく効果を認めない。

以下は初診から二カ月ほどたったときの会話である。

何だか体調が前回よりも悪くなっている。やっぱり意欲がでない、最近はパソコンにもさわっていない。［人の評価が気になる?］気にすることがあったのかも。［どんなときに?］仕事に没頭しているときはぜんぜん気にならないですけど、やっぱり意見を交わした後ですね。［何かいわれると落ち込む?］ええ、やっぱり期待にふりまわされると、自分が何をやりたいのかみえなくなる。［自分のペースでやればうまくいきそう?］それが昔からとっても苦手。人のことを考えると、自分のビジョンがみえなくなってしまう。［一番最初にそういうパターンに気づいたのは?］思い当たるのが小学生の頃、サッカーの選手だったんだけど、コーチにやりたいポジションをいってもいいよといわれたので、フォワードっていったらレギュラーから外された。その感じがいつもある。［本音を出すと、足をすくわれる?］そう……

［失敗したことがあたまに思い浮かんでくる?］はい、でも浮んでくるのは嫌なことだけじゃない、些細なきっかけから、いいことも悪いことも、ふとしたことでバラバラに浮んでくる。［頭が勝手に考えている感じになる?］そう、映像的にバラバラに。［リアルに?］はい、動画的に……昔のことはぼやけていることもあるけど、大体はそのときのことがそのままに浮んでくる。でも、そういうことは小学生の頃からあったかかな。

この時点で何を考えればいいのか。「人のことを考えると、自分のビジョンがみえなくなく」なるというように、対他的同一性と対自的同一性がリンクしないという状況があるのはたしかであるが、アキラの場合はそれだけに留まらない。自己完結した世界のなかでいったんは意欲を取り戻すことはあっても、そこに社会的文脈が入り込んでくると、すぐに全面的な物語の放棄にいたってしまう。状況（現実）にコミットすることの全体が放棄されるとともに「ゼロ点兆候」（第2章）があらわれてくる。ビジョンないしは未来志向性そのものの放棄、そしてシャッフルされる物語。たとえば彼は人との関係を求めているようにみえてそうでもない、拒絶をおそれているようにみえてそれほどの頓着もないようだ。他者からのまなざしを気にするというよりも、人からみられる自分（対象としての自己）を否認しているのである。とりとめのない印象、そこには仕事を続けなければならないという焦りもあまり感じられない。

生活史をみても、状況との関わりそのものが面倒になる、コミットメントを中断してしまうといったエピソードをいたるところに見つけることができた。診断的には大うつ病には合致しないものの、広瀬徹也の提唱する逃避的抑うつ、あるいは樽味伸のディスチミア親和型うつ病といえないこともないし、好不調の波があることから双極Ⅱ型性障害も疑わなければならなかった。しかし、何事にもビジョンがもてないという訴えにはそれを越えるものがあったし、ＳＳＲＩや気分安定剤、あるいは漢方薬などにもまったく効果が認められず、打つ手なしの状況で時間だけが過ぎていった。

極端なまでの未来志向の放棄のなかで、ゼロ点兆候が前景化している。とりわけ目についたのは、自生的な記憶想起（バラバラに断片化して浮かぶ記憶）であった。ときに思い出は状況との関連もなく断片的に浮かんでくるというが、統合失調症と異なるのは、アキラの場合は、それが物心ついた

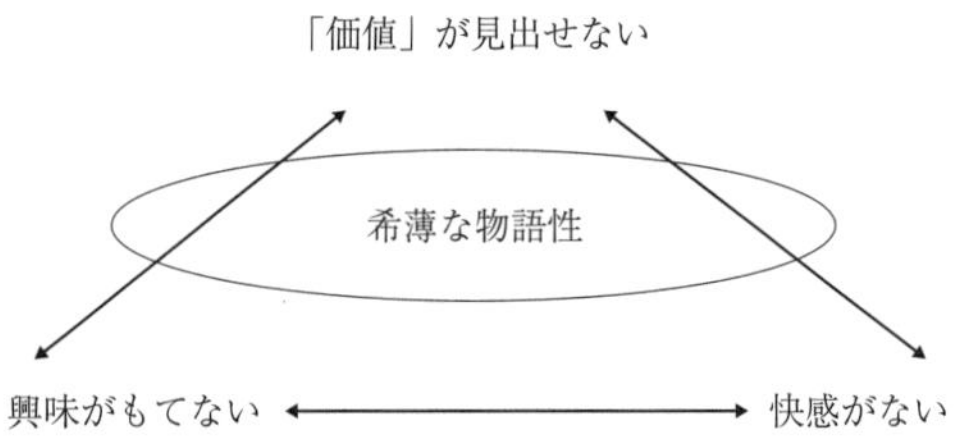

図5－3　希薄な物語性≒アンヘドニア

頃から続いていて苦痛がまったくないこと、そして感覚過敏や緊張感がともなわれないことである。発病を回避しているシゾイド青年ということはできるが、会話を交わしているかぎりアスペルガーらしいぎこちなさはまったく認められない。やはりそこにあるのは、中心（未来志向）を欠く多元化というほかなかったのである。

どこかにコミットしようとするたびに物語が砂の城のように崩れてしまって、どうしても一つのビジョン（物語）に結実していかない。そこにあらわれる自生的な記憶想起は物語がばらけていく様子をそのままあらわしていた。そして意欲が失せてしまい、どこにもコミットしない／できない、何に対しても価値を見出すことができなくなる。何にも興味を持てないし、何に対しても快感がない。やはりアキラが物語へのアクセスに失敗するのは、人格モードの多元化という戦略を使えないことによると思われる。仮にアクセスに成功したとしても過去－現在－未来と展開することもなく、物語はすぐに頓挫してしまう。

このような未来志向のなさ、あるいは自己物語へのアクセス不能（物語の希薄化）には抑うつというよりもアンヘドニア（anhedonia）という用語が合致している。アンヘドニアとは何も楽しめない感じ、あるいは快（ヘドン）を感じる可能性がそこなわれている、つまり快感があるはずの状況でもそれを体験しない状態をさしている（どちらかというと疾患というよりも、疾患の背景にあるパーソナリティー構造に近い)。

アンヘドニアが最初にとりあげられたのは現実との接続が遮断される状況、主として統合失調症の周辺（schizotypy）との関連においてであったが、(1) 時代そのものが現実をつかみそこなっている今日、この兆候には従来考えられていたほど疾患特異性がなくなっている。

アンヘドニアがわかりにくいのは、快感を体験する可能性が制限されるといっても、本人がことさらにそれを症状として認識しないからであるが、これが今、たしかに青年たちのあいだで潜在的なひろがりをみせている。たとえばマナミが恋愛していても「好きという感覚がわからない」というとき、あるいはアキラが趣味にも恋愛にも興味が続かないというとき、その背後には抑うつというよりも離人感やアンヘドニアがあると考えるべきであろう。(2)

アンヘドニアは大きく、身体感覚をめぐるもの（physical anhedonia）と対人関係に関わるもの（social anhedonia）とに分けられ、前者は、たとえば「セックスはするにはするけど、おそらくは他の人が感じているほど気持ちよいと感じたことがない」、後者は「人にどう反応していいかわからない」「友人と交際していても、いつも楽しみよりもわずらわしさの方が勝っている」などといった訴えのなかに表現される。アンヘドニアは、体験が過去－現在－未来をつなぐ時間的な深み（一貫した物語性）を獲得しないことによる、つまり現実が現実として構成されないことをあらわしている。要するに彼らは体験の深みを欠いたまま、場当たり的に状況に関与せざるをえないのである。

礼儀正しい青年であるにもかかわらず、アキラにはどこかぬけぬけとした印象が拭えないが、そ

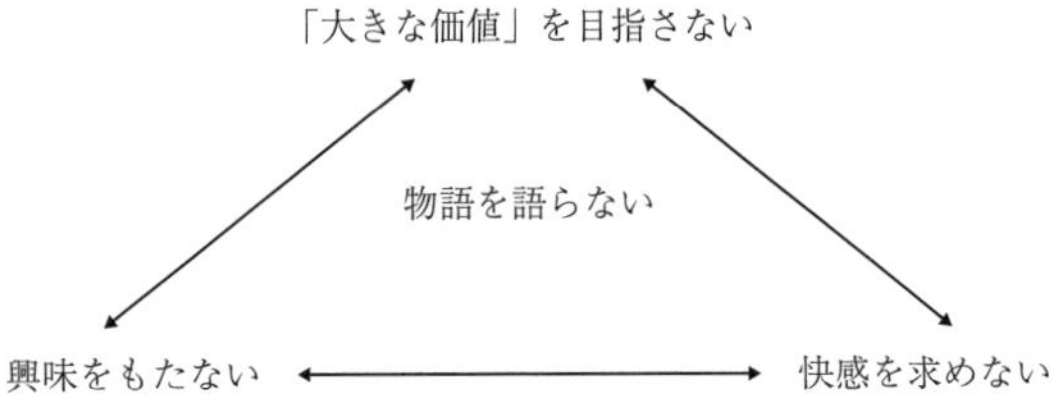

図5－4　スーパーフラットな青年の出現

れは彼が物語にコミットできないことを悩むというよりも、自らコミットしなくなる、すなわち物語を語るのを拒否しているようにみえたからであった。すなわち図5－4に示すように、あえて彼のような青年は「大きな価値」を目ざさないし、自ら快感を求めようともしない。それによってしばしば彼らは誤解され、居直っているという印象を周囲に与えるが、対話のなかでみえてきたのは、中心のない多元化のなかでみずからの立ち位置をめぐって格闘している姿であった。

3　さまざまな亜型

対自的同一性／対他的同一性のデカップリングのなかで「あれかこれか」の二者択一に引き裂かれてしまう、それが引きこもりという現象の基本病理であるならば、空間的（社会的）引きこもりはその一角を占めるにすぎないことが理解されるであろう。多元化になじまない青年のすべてが、アキラのように物語の放棄に向かうのではない。そこにはさまざまな亜型の可能性があると考えなければならない。

①自己世界への没入——アノレキシア心性

否応なき「あれかこれか」を解消するためには、対自的同一性と対他的同一性のどちらか一方を放棄すればいい。対他的同一性が作動しないように社会的場面を忌避し、ついには物語そのものの放棄にいたってしまうのが社会的引きこもりであったが、もう少し内的世界でその過程が作動することもある。それは他者との共同世界（対他的であること）を振り切って「自己世界に耽溺する」というパターンであり、そこでは必ずしも空間的に引きこもることは必要とされない。つまり外見的には引きこもりにみえないが、それは自己世界へと没入することによって他者のまなざしを否認する、つまり対自的同一性から対他的同一性を完全に切り離してしまうのがこの種の（内的）引きこもりの戦略だからである。周辺世界を遮断するというよりも、目的追求的になることによって自己評価（自尊感情）が高められるという積極的側面もある。そうした対自的価値（自己世界）のなかへの引きこもりのもっともわかりやすい形がアノレキシアネルボーザ（神経性無食欲症）なのである。

もうどこかに抜け出そうとしても、経験レベル（日常世界）では出口を見つけることができなくなっている。虹の彼方を探しても、いくら秘境をさまよっても新しい風景はみえてこない。そういった閉塞感のなかで唯一、見出されたのが内面世界に向かう出口、自己世界への幻想に向かって引きこもることなのである。アノレキシアの人たちがめざしているのは「新しい現実」であり、アノレキシアには、自己世界への耽溺のなかで、現実と幻想がどのように交叉するのかがわかりやすい形で表現されている。

念のためにいっておくが、アノレキシア（an-orexis = without appetite）というのは素人的な誤称にすぎない。彼らは対人関係における小さな挫折をきっかけにダイエットを始めるが、あくまで自らの意思でダイエットを始めるのであり、はじめから「食欲がない」わけではない。ただし一度ダイエットをはじめてしまうとリセットすることができなくなってしまう。つまり、ある時期から過食衝動の出現にともなって食べるのが怖くなるのである。そのとき彼らは自己身体（食欲）のことで頭がいっぱいになっているが、そこには性欲や攻撃性など、「他者に向かう欲動」が見事に封印されている。多くのケースで、異常な痩せが三年を越えて遷延し、かなりの部分（五〜一八％）が低栄養によって死に至ってしまう。

この疾患がいきすぎたダイエットなどではないことは、ふつうのダイエットを続けても、そのうちにアノレキシアに移行することが（原則として）ありえないことからも明らかであろう。ただ一方ではアノレキシアとはいえないまでも、今の若い女性の二〇人に一人がアノレキシアの診断基準のかなりの部分をみたすという事実もある。つまりアノレキシア的な心的傾向（アノレキシア心性）は世の中に確実に拡がっている。そしてアノレキシア心性には不登校や一次性引きこもりなどと重複する部分が少なくない。

アノレキシア心性による引きこもり（広義）には以下のような特徴が認められる。

a　やせ続けているかぎり活動的で自己評価（自尊感情）が高められている。
反対に少しでも体重が増加すると自信喪失につながってしまう。

b　自己世界に没入することによって他者のまなざしが否認されている。

やせ続けているとき、他者のまなざしは遮断されている。

c　食欲のみならず、性欲や攻撃性も同時に否認されている。

他者に向かう欲動（情態性）が食欲という自己に向かうテーマに置換されている。

性欲や攻撃性はもともと他者を志向するものであり、それに対して（会食状況などを除けば）食欲が向かうのは自己身体である。欲動全般を食欲に一元化（置換）することによって他者を意識から遮断する、要するにアノレキシア的方略の本質は他者のまなざしの否認であり、やせ続けるという行為によってカプセルにひきこもることによって、他者からのまなざしと、過去の（みじめな）自分にフィルターをかけることにほかならない。そうやって欲動全体をコントロールすることで万能感が高められるのである。もっとシンボリカルにいえば「やせ続ける」という行為のなかで、みじめな自分をふりきって異次元に羽ばたくことができる、まさにそれはイメージ（幻想）のなかへの引きこもりである。図５－１のシェーマに示すように、自己身体とは、対自的同一性と対他的同一性が交叉する舞台であり、アノレキシアの人たちは「見られる身体」を否認することによって、両者の切り離しを可能にしているとみることもできる。しばしば引き合いに出される「身体イメージの障碍（歪み）」もまた、両者の切り離しによる時間性／空間性の歪みを反映している。

じつに巧妙なイメージへの引きこもり——過去を切り離して未来へと先走ることによって彼らは自己イメージを変容させることができる。そのように魔術的にみずからを変容させることができるというのは不思議なことである。ビンスヴァンガーによると、彼らはやせることによって欲動をも

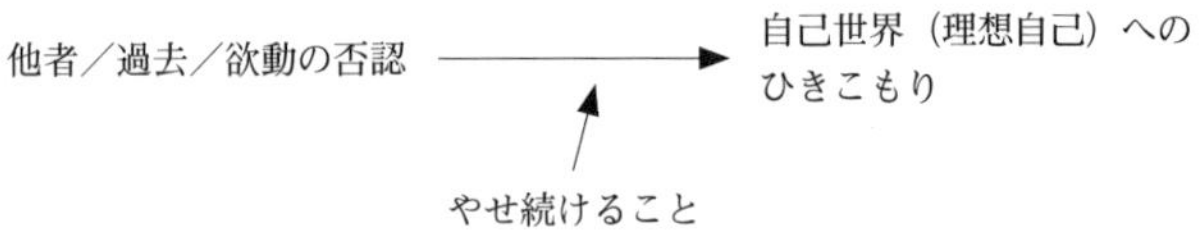

図５−５

たない妖精にかわるという幻想（優格観念）のなかに入り込むのであるが、（身体イメージの歪みを除けば）それを妄想と呼ぶに値しないのは、彼らの見る世界／自己イメージの変容そのものが異常ではないし、それによって集中力が高められるというのも事実だからである。

　未来への先走りと他者のまなざしの遮断によって自己イメージがなぜ変容するのか。いうまでもない、自己イメージが過去との連続性、そして他者のまなざしのもとで成立しているからである。アノレキシアが自己評価を高めるための方途になっていることも疑いない。たしかにダイエットに入る前、彼女たちは自分のことをみじめと感じていた。他者からのまなざしのなかで、否応なくマイナスの評価が与えられていたのである。だから「空気の精の世界」を維持するために他者のまなざしを排除し続けなければならない。そして理想自己を続けるために、みじめな過去を否認しておぞましい欲動を締め出さなければならない。

　それゆえ次のようにいってもいいだろう。彼らの否認するもの、それは他者／過去／欲動の全体であり、要するに「受動的に湧き出てくるもの」（被投的なもの）であり、それらはいずれも自己評価を損なうものとして捉えられる。他者／過去／欲動がいつ（過食として）回帰してきて自己評価が損ねられるかわからない。だから彼女たちは先へ先へとひたすら走っていくしかない。

　結局のところ、彼らがめざすのは、過去をもたない、他者から見られることのない（透明な）、そして欲望をもたない妖精のような人間である。他者のまなざしに入ることを拒否（否認）する彼らは、したがって治療に対しても頑固なほど拒否的である。基本的に彼女たちは放っておいてほしいのである。しかしそうもいっていられないのは、それが身体の危機（飢餓による突然死）を招いてしまうからにほかならない。

男性においては、しばしば同じような理想世界への引きこもり（他者のまなざしの遮断）が性欲や攻撃性というテーマをめぐって展開する。しかしその場合には不登校や社会的引きこもりが持続しないかぎりとくに病的とはみなされないし、やはりみずから積極的に相談に訪れようとはしない。ただ食欲というテーマについては性欲や攻撃性などとは異なり、生命や外見に直結してしまうというだけにすぎない。

とにかく走りはじめた彼らをだれもとめられないのである。そして放置すると、どこまでも頑固にやせ続けていく。たえざる未来志向、一瞬たりとも「いま・ここ」に留まることができないという緊張のなかで、彼らはつねに時間を埋めておかなければならない。空いた時間、何もしていない時間がとりわけ苦痛になる。いつも何かのために有効に時間を使っていなければ気がすまない。ありのままの自分が「いま・ここ」において受動的に現出するものであるとすれば、彼女たちは絶望的に自分自身（自己世界）を志向しながら、同時にありのままの自分（被投的自己）を否認し続けなければならない。やせ続けること（理想自己の追求）によって、だれにも邪魔されない自己世界を求めていながら、それがありのままの自分を否認することにつながってしまう悲劇がそこには読み取れる。それゆえ走るのをやめたとたんに居場所のなさにおそわれてしまうのである。

アノレキシア心性をもつ女性（クライテリアは満たさない）との対話の一場面を再現しておこう。

二五歳、女性

［友達と一緒に食べるとき、どんな感じ？］今はそれほど気にならないけど、大皿とかで料理が出てくると緊張するかも……自分のものとして取れないっていうか。［友人の前でありのままの自分を出せない？］たしかに以前はバルブをぎゅうぎゅうに閉めていた。自分が漏れないように。それが今でも癖になっているところがあるのかも……。

［はじめにやせようとしたのは？］中学のとき、部活やめてから体重が気になり始めて……それでも何とか食べていたけど、高校になって、なんかクラスに溶け込めない感じになって。はじめは入学式のときかな、同じ中学の人がいたけど仲間に入れなくて。それに話の内容が化粧のことばかりで何を話していいかも、だれと仲良くなっていいかわからなくなって……それからは接点をもたないようにしていた。［周囲の視線は？］すごい気になっていて、見られることが怖いし、教室にいられない感じがした。変なところをみられるんじゃないか、あの子、こういうところ変だよねっていわれている気がして、なるべく友人の視界に入らないように避けていた。［変なところって？］それは体型じゃなくて、ノリが悪いよねとか、その頃は自分が汚いものに思えていたので、そのことがばれるのが怖くて。接点を減らせば気づかれないかなって。［やせようとした動機は？］汚いものっていうときに外見がわかりやすいのかなって。せめてやせていれば気にされない気がしていた。

［やせ続けているときの気分は？］ダイエットを続けているときは本当に楽しくて、どんどんやせて

いくし、不思議と自分の内面の汚さを意識しないようになった。高校二年の夏頃には、もう完全に気にならなくなっていた。極端にいうと、人なんかどうでもいいと思っていた。なんか安心感があって、それをキープしていたいと思っていた。そうすると、どんどん突き進んで止まれなくなってしまったんです。［みられる自分を意識してなかった?］その頃は振り切っていたかも……。［やせているときには対人関係がキープできた?］深い話はできなかったけど、人といても不思議と気にならなくなっていた。というよりも、そもそも人のなかに入らなかったのかな。そう、一人でいることを気にしなくなっていた。

なぜ他者のまなざしを遮断しなければならないのかといえば、人とのあいだには居場所がないからであった。じつは彼女は居場所のなさを幼少期から自覚していて、家庭でもありのままの自分が受け入れられたことがなかったという。それでも子供時代は（家族から離れると）けっこう自由な時間もあったが、思春期になって友人関係のネットワークにとりこまれてしまうと、まったく逃げ場がなくなってしまったのである。

ここでいう居場所とは、ありのままの自分（自己開示）が許される場所のことであるが、アノレキシアの人たちが他者のまなざしに晒されると否定的な自己イメージばかりが作動してしまう。なぜ彼女たちが理想世界に向かって超出しなければならないのかがわかるであろう。共同世界に居場所がないのであれば、ありのままの自分を演出する舞台（空気と精霊の世界）に抜け出すしかないのである。

しかし否定的まなざしはどこまでも追いかけてくる。だから彼らは未来に向かって走り続ける（やせ続ける）しかなくなる。理想をめざして疾駆する、目標に向かって全力疾走、それがアノレキシアの人たちを特徴づけるスタイルである。やせ続けることによって、まなざしの否定に晒されない自己世界を演出することができるのである。

もう少しきいてみよう。

［大学に入ってから少しは楽になった？］そういう感じは続いていたけど、でも大学が楽だったのは自分で講義を取捨選択できるし、キャンパスも広かったので、見つけられない感じ。［自分を守る壁が必要なくなった？］そうかもしれない。やっぱり引きこもっていたいのはあるし、どっかで出ていきたい気持ちもあって……。

［やせようとする前には、だれの視線が気になっていた？］一番怖かったのは女友達。異性のことなんかはまったく眼中になかった。好意的な目をもってくれた男性がいたときにはビックリして逃げたくなったし……。そうならないように、むしろ男性の目には留まらないようにしていた。［ビックリしたって？］自分がそんな目でみられるはずがないって。［女性として？］そうですね。それが怖かったのかな。［女性としてみられるのが？］ある程度つきあうことへの憧れはあるが、実際に親しく話をするのがどうしてもできないし、そうなるのが怖い。それで距離をとるようにしていた。一応、好きな人もいたけど、接近するのもされるのもいやだった。［自分の汚いところがみえる？］それもあると思う。いい顔しかみせられないので、いざ関係が深まると汚いものが出てくる。それを切り離したかったのか

も。「女性としてみられることが汚いこと?」「性を持つ」ってことを自分で受け入れられない。女性というのに嫌悪感はないけど、「オンナ」っていうのでしょうか、生々しい女というのを自覚させられるのがいやだって思ってしまう。

一般に女性のダイエットが他者のまなざし（異性に美しく見えること）を志向しているとすると、違いは明らかであろう。アノレキシア（中核群）の人たちのダイエットは明らかに他者からの視点（対象としての自己イメージ）をブロックするために働いているのである。

彼女の場合、ダイエットを始めるにあたって意識されていたのは同性から向けられるまなざしであって、異性のまなざしは最初から排除されていた。そして究極的に引きこもりが達成されたときには、自己イメージは「自分にとっての理想」に集約されてしまったという。彼女は他者のまなざし（客観的価値）から引きこもってしまったのである。いくらやせすぎを周囲から責められても、アノレキシアの人たちは頓着しないどころか、ますますやせることに没入していくことになる。そして自分だけの世界に閉じこもっているうちに、身体に対する認知（身体イメージ）さえ次第に歪められていくのである。そこでめざされているのは「（他者から）みえなくなること」であり、周囲からのアドバイスはまるで耳障りにしか思えない。やせている（やせていく）自分のなかに描かれるのは、穢れのない（欲動をもたない）自己イメージであり、次第に外部の世界は汚れにまみれたおぞましい世界に思

異性からみた自分

↓

女性（同性）からみた自分

↓

自分自身からみた自己イメージ

図５－６

えてくる。
そしてアノレキシアの人たちは次に示すような不安を抱くことになる。

a「変化」を被ることへの不安　この場合の変化というのはあくまで受動的に訪れる変化のことである。それは自分の意思と関係なくあらわれる（たとえば二次性徴に代表される）変化であり、それによって知らないあいだに他者のまなざしに晒されることになる。

b「ゆだねること」への不安　そういう意味での（受動的な）変化が訪れるのは、彼らが気を抜いたときである。極端なことをいうと、エレベータを待っている時間さえ落ちつかなくなることもある。とにかく彼らは四六時中、状況に能動的にかかわっていなければならない。時間（成り行き）に身を任せることも、他者に身をゆだねることもできない。

c「変化しなければならない」という焦燥　ａと矛盾しているようにみえるが、もともとアノレキシアの人たちは未来（理想）に先走ることによっておぞましい過去（既在性）を否認しようとする。既在性の否認（変身願望）は当然ながら「いま・ここ」の否認につながってしまう。彼女たちは今現在の自分に安らぐことはできないのであって、つねに理想に向かって変化していなければ不安になる。

対自的同一性から対他的同一性を完全に切り離そうとするのがアノレキシア的方略であると述べたが、彼らが未来に先走ることによって、過去を否認しようとするのは、そもそも両者が十分に切り離されていないからである。だから彼らは過去－現在－未来という連鎖を断ち切ることによって、他者のまなざしを切り離したところに自己世界（引きこもり）を維持しようとする。逆に言えば、それはあくまで時間的斉一性（一つの〈私〉）をベースに生じる現象であって、もしも彼女たちが、軽やかに別の人格モードにシフトすることができるのであれば、そのような苦渋な戦略を選ぶ必要もないのである。アノレキシア的方略は人格モードの多元化に踏み出さない人たちが、現在の自分から変身するという目的で用いる「イメージへの引きこもり」ということができるだろう。

時間的斉一性がベースに働いている。それゆえアノレキシア的悲劇とは、おぞましい過去を切り離そうとして、いったんはそれが成功したかにみえても、結局のところ過去が過食（貪食）という醜い形で回帰してくることにある（半数以上が一年以内に過食発作に襲われるようになる）。現在－未来という方向に時間を圧縮して、過去（既在性）を否認することに彼らは失敗する。それでもえんえんと同じループのなかを走り続けるしかないのである。

②葛藤のない形式——オタク的方略

対自的同一性／対他的同一性が「一つの〈私〉」に向かって収斂していかない。そこに生じる否応なきあれかこれかをどのように解消するのかが引きこもり（広義）の根底に流れるテーマであり、対他的同一性の舞台としての共同世界から（空間的に）退却する社会的引きこもりと、そして自己世界（対自的同一性）への没入によって、対他性を否認してしまうアノレキシアはそのための方略を代表しているということができる。二つのタイプの引きこもりにおいては、それぞれ戦略が異なっているとはいえ、少なくとも他者のまなざしをいかに切り離すのかが課題であることは共通している。「どこから・どこへ」、すなわち共同世界から・自己世界への前者が強調されるのが社会的引きこもり、つまり物語にコミットしないというあり方、そして後者に強調点があるのがアノレキシア的方略であったということができる。

いずれにしても、そういった現象には共同世界（対他的同一性）と自己世界（対自的同一性）が両立しがたいという状況（デカップリング）が先駆していたのであるが、その意味では九〇年代以降、勢力を伸ばしているオタクと呼ばれる人たちの存在は示唆的である。彼らにおいては、「どこから・どこへ」というベクトルそのものが意味を失っているからである。彼らははじめから共同世界との葛藤を経験しない、つまり彼らはもともと共同世界の外部に立っているのである。

彼らにとっては対他的同一性などそれほど意味をなさないようにみえる。アノレキシアでは他者からのまなざしを振り切るために、未来へ未来へと全力で突っ走っていかなければならなかった。いわば自己世界のなかで、まなざしを中和しなければならなかったのに対し、オタク的人間ははじめから他者のまなざしから離れたところにいる。社会的現実を無効にするために、アノレキシアのように高みに登っていくような努力を必要としない。彼らは一人でいてもいいし、だれか趣味の一致する仲間と行動をともにしてもいい。要するに、対人関係をめぐる葛藤から自由になっているのである。

オタク的方略には、もうかつてのようにマイナスイメージがつきまとわない。むしろ彼らのように、世間のまなざしに無頓着でいられることは羨ましくもある。総じて性衝動、攻撃性が抑えられているという点ではアノレキシアとも共通するが、少なくともそこには後者のような悲壮感は漂わない。他者に迷惑をかけないかぎりは、小さな物語たちのどこに籠城するのも自由というわけである。逃げ込むためのシェルターはいたるところに用意されている。つまり彼らは社会的な価値に一線を引いて自己完結的な場所に居続けることができるのである。

あきらかにオタク的な人びとには、一つの物語を共有しなければならないという共同体からの拘束力が働いていない。価値が多元化し、共有されるべき価値が相対的に弱まっているがゆえに、各々がそれぞれ個別のリアリティーを追いかけることも可能になったのである。彼らは物語を共有しなければならないという圧力からもっとも遠いところにいるといってもいいだろう。

ランチメイト症候群（第2章）の人たちが、すでに多元化して中心が失われているにもかかわらず、まだ（学校という）大きな物語の幻影のなかで小さな物語のあいだをさまよっていたことを思い出しておこう。それとは対称的に、オタクの人たちは自らの人格モードを変更してまで周囲に迎合しようとはしない。自己完結的なテリトリーのなかに葛藤もなく棲みついているようにみえる。大きな物語が機能しなくなったのであれば、もう何も彼らを拘束するものはない。いってみれば自分のテリトリーとの関係だけが彼らにとってのリアリティーなのである。

物語の共有化圧力の低下
↓ ←（歴史の剥奪）
個々の物語のモナド化
↓ （普遍的物語の不在）
個々の「小さな物語」のなかで自足

オタクとは：①社会的現実よりも自己価値（虚構）に価値（社会的価値とは一線をおく）
②自分のテリトリーのなかだけで通じる世界に棲みつく

図5-7 （葛藤のない）類型≒オタクの出現

少し思い出しておこう。六〇〜七〇年代の若者は大きな物語（権威的なもの）からの自由を希求し、九〇年代以降は大きな物語の凋落のなかで、ひたすら転落をおそれて小さな物語にとらわれるようになっていた。もう内部と外部の境界もはっきりしなくなっていて、もっといえば現実とファンタジー（理想）の差異さえ失われている。したがってオタクの人たちはそれほど転落をおそれているわけでもないし、片隅に退いたのでもない。中心が失われた世界で、世界の切り取り方を変えただけのこと、そうやってモナド化した自己世界のなかに棲みついているのである。

オタクの人たちはみずからの一貫性を譲らないという点で、一見したところ古いタイプ（アイデンティティ型）に属していると誤解されるかもしれないが、じつは対他的同一性が希薄で、社会的価値にはあまり頓着がない。自己完結的なこだわりを通すという意味ではアスペルガー的なスタイルにも重なるところがある。むろん彼らは自分のテリトリーのなかでは、価値（趣味）を共有する仲間と交流することもできるが、極端にいえば、それは他者が自己世界と矛盾しない範囲にかぎられている。とにかく多元化し、リアルとファンタジーが交錯する世界のなかで、それは葛藤のない新しい形式を示しているのである。

③「まなざし」のなかへ――ナルシシスティックな引きこもり

さて引きこもりが原則としては、他者とのつながりを絶って自分一人だけの世界に入り込むことであったならば、もう一つ、それとは異なるタイプについて取りあげておかねばならない。すなわちナルシシスティックな殻への閉じこもり、いわば他者を巻きこむ形での引きこもりである。それはいわば二人だけの世界への没入であり、そこでも「まなざし」が主要な役割を演じることになる。しかし他者のまなざしを避けようとするのではない、特定の他者のまなざしのなかに引きこもるのである。

今の青年たちが「まなざしの過剰」のなかにいることは先に説明した通りである。大きな物語が失効して以来、いきなり街角に裸で放り出されたかのように、青年たちは他者からのまなざしに敏感にならざるをえなくなっている。まなざしに曝されて、だれもが他者からの期待に翻弄されている。

ここであらためて、まなざしと主体の関係についてふりかえっておきたい。物語にコミットしない若者は空間にこもることによって、そしてアノレキシアの人たちは未来に理想を先取りすることによって他者のまなざしを振り切ろうとしていた。いずれにしても他者のまなざしを無効にして自己世界に入り込むというのが引きこもりの基本型であったわけである。反対に、先に取りあげたランチメイト症候群においては、まなざしに規定されたキャラから自由になれない学生たちの姿が浮き彫りにされていた。彼らはそのつど周囲から求められる通りの人格モードを演じて、小さなグループからの脱落を避けていた。一人ぼっちになることを忌避するあまり、自分自身を捨てて他者のまなざしへの服従に甘んじていたのである。

ところが、ナルシシスティックな引きこもりにおいては、逆に特定の他者のまなざしが共同体を遮断するために利用されるのであり、このスタイルは潜在的には、想像するより大きな拡がりをみせている。そこには共同体（大きな物語）の弱体化にともなう母子関係のような二者関係のなかへの逃避（退行）、すなわち対他的同一性／対自的同一性のデカップリングへの対処としての（限定された）他者のまなざしとの再結合（リカップリング）が観察される。それもまた大きな物語の凋落によって引き起こされている引きこもりの一種と考えることができる。

それでは彼らはどうやって引きこもるのか。そこで誤解してはならないのは、ナルシシズム（自己愛）とはけっして自分を愛することではないということである。彼らが求めるのは、いつも、無条件に自分を受容してくれるまなざしであり、対自的同一性との矛盾をきたさない形で他者のまなざしの対象になること、すなわち理想的他者（母のような人）と空想的にカップリング（一体化）することによって、現実の対人関係からの傷つきを回避することなのである。ナルシシズムの殻が傷つけられると、激しい怒りとともに対人関係への不信が高まり、（見捨てられた）現実を否認して空間的ひきこもりに入ってしまうことも少なくない。

ナルシシスティックな傷つきと、対他的同一性／対自的同一性のデカップリングを同一視することができるかどうかについての議論はここではおくとして、自己愛的な空想、すなわち他者のまなざしのなかに引きこもってしまう青年が増えている背景には、彼らが自分自身の位置づけを見失っている、あるいは自分が何者なのかがわからなくなっているという状況があることは疑いないであろう。やはりそこには固定点を与える「地」としての「大きな物語」の撤退が影響していると考えられる。

あるいは次のように考えてもいい。先（四五頁）にも述べたように、生れ落ちた幼児にとって最初の固定点になるのは（私を）みる他者（母）のまなざしであり、共同世界に参入するためには他者のまなざしを受け入れるほかない。そうしてみる他者にとらえられたみられる私を受け入れることによって、その位置（身体）が定点となってみる私／みられる私という自己参照系〈私〉が作動しはじめる。人生の草創期にはすでに対他的同一性と対自的同一性の交叉が成し遂げられているということになる。

ところがこの母のまなざしは九〇年代以降、普遍性をもつ出発点として機能しなくなったのである。モダン時代には、作動していたはずのエディプス的ファミリーと共同社会のリンクが失われてしまい、家族は大きな物語の入口とはならなくなった。エディプスの物語があらゆる人間関係に転移し、その後の人生全般にわたってメタ物語として彼を拘束し続けるという精神分析的神話は有効期限をきってしまった。

大きな物語の失効と同時に引き起こされた家族物語の失効。もはや父親は特権的地位をうばわれて、それも多くの関係性の一つにすぎなくなってしまった。極端にいえば青年たちは、ふたたび生まれたばかりの固定点のない状況に放り出されているのである。どこにもアンカーポイントがみつからないまま、自分がみえないままでいるのは何とも落ちつかない。（母のような）まなざしを希求するナルシシスティックな心性が増殖している理由もわからないでもない。

ある意味、八〇年代までは気楽だったのかもしれない。少なくとも、ふつうの青年なら「自分が何者なのか」に煩わされることなどなかった。大きな物語が稼働しているかぎり、自分の位置づけを確認する手段はいたるところにあったのである。たとえば〈私〉は親戚との関係のどこかに位置づけられ、T高校の卒業生であり、H中学の出身である……といった具合に、いくらでもどこにでも自分のアンカーポイントを定めることができた。ところが時間的斉一性が希薄になった今、若者にとっては、過去の内的所属性をアイデンティティ確認のためのツールとすることは以前ほど容易ではない。過去はそのつど切断されていてつながらない。そのつどの関係性のなかで、他者からのまなざしのなかで（外からの）自己規定を受け取らなければならなくなっている。

多元的になった世界のなかでキャラを変えながら、世界とのつながり方を模索していくのが現代的な処世術。しかし、それでは不安定きわまりない。母親に抱かれる乳児のように、固定されたまなざしのなかに引きこもりたい、優しいまなざしのなかで自己イメージを受け取りたいと思うのもわからないでもない。まなざしのなかで安定したければ、相手の自由を制限して自分の所有物にするしかないというわけだ。そして一度選ばれたならば、相手には私を見捨てる自由があってはならない。原初的母のように、いつも・すぐに・全部・私だけを受け入れるのでなければならない。それが自己愛的空想のなかで取り決められた約束事（支配観念）、だから約束が破られると憤怒の嵐になってしまう。ときにはDVやストーキングに走ってしまうことにもなりかねないのである。

現代にひろがるナルシシズムの特徴は以下の点にまとめることができる。

a　まなざし希求性　理想化された他者とのカップリング、すなわちいつも自分だけをすべて受けとめてくれるような他者のまなざしを希求する。

b　「決定済み」とみなされる相手の意図　ひとたび対化が成立すると、空想的な万能感のなかに浸る。乳児が母の気遣いを要求するように、相手が自分に献身するのを当然のごとく要求する。

というよりもそれが相手の意思とみなされてしまう。

c「苦痛な過去」の否認　そのような自己愛的対化は相手の（病的）献身がつづかないかぎり破綻する。したがって必然的に来歴は苦痛な見捨てられ体験（彼らにとっては不当な裏切り）に満ちたものになる。彼らは万能感を維持するために傷つけられた過去を否認する。

d「今現在」への没入　過去を否認し続けるためには、今現在に嗜癖的に没入することが必要となり、対人関係は表面的にならざるをえない。

こういったスタイルが今日とくに大きな問題となってきたのは、それが小さな物語と親和性をもつからである。大きな物語に開かれていた頃は、ナルシシズムなどの自己中心にみえるメカニズムは恥ずべきこととして周囲から糾弾される傾向にあった。容易にナルシシズムは壁につきあたり、しばしば対人恐怖にもつながったのである。ところが今日の「小さい物語」に引きこもっているかぎり、支配‐被支配の関係が外に漏れ出すこともない、ナルシシズムにとって小さい物語は格好の隠れ蓑となる。

〈この章のまとめ〉

- 中心のない多元化が進行するなかで、対自的同一性／対他的同一性のデカップリング（アイデンティティ失効）が引き起こされている。そのなかでなおも（多元化に抗して）「一つの自己」にこだわり続けているというのが引きこもりの背景にある基本病理であると考えられる。

- 自分の一貫性にこだわっていると共同世界から脱落してしまう。そういった状況のなかで、彼らは未来志向性を失って物語の放棄に向かうことになる。それがプロトタイプとしての空間的（社会的）引きこもりである。
- しかしそういった内的メカニズムに注目すると、この現象を単純に空間的（社会的）なものに限定することができなくなる。たとえば自己世界に没入することによって他者のまなざし（対他的同一性）を切り離すといったアノレキシア的方略、あるいは共有化圧力の外にいて、モナド化した物語を生きるというオタク的方略、さらには親和的他者との二者関係のなかに入り込んで共同世界を切り離すといったナルシシスティックな方略なども広義の引きこもりのなかに数えなければならない。いずれの場合にも、アイデンティティ失効のなかで対自的同一性をいかに保つのかといったテーマによって後押しされていると考えられる。

註

（1）アンヘドニアは統合失調症型人格障害（ＳＰＤ）や内因性若年無力不全症候群（Glatzel）においてはほとんど必発であり、統合失調症の前駆状態や精神病後の疲弊病相、ないしは単純型統合失調症にもしばしばともなわれている。また Klein のように、アンヘドニアを古典的うつ病（endogenomorphic depression）の基本症状の一つに数える研究者もいるが、Chapman の指摘するように、気分障害におけるアンヘドニアが病相期に一致して消長するのに対し、統合失調症圏の人たちにとってそれは物心ついた頃から生涯にわたって続くことによって区別されていた。

（2）　アンヘドニアには、狭義の離人症と比べて、疎隔感や違和感がともなわれることは少ない。患者自身にとっても欠落感が明らかではないため、記述用語としての境界づけも明瞭とならないのである。つまりそれは生活全般を覆う統合性や他者との関係性、愛着や自尊感情の欠損を意味している。それについてはアスペルガー症候群にともなうアンヘドニアについても同様である。

第6章 「狂気」という幻想

おぞましいもの（外部）を封じ込めれば平和がもたらされる、そう信じられていたモダン時代、しかし本当は秩序の内部に閉じられると心的エネルギーが枯渇し、いずれ再びカオスを招き入れなければならなくなる。定期的におこなわれる戦争というカオスもその一つに数えられるが、もしもそういった抜け穴まで封印されてしまうとどうなるのか。今度は狂気に向かって転落していかざるをえなくなるのである。

それゆえ、だれもがスプーン一杯の悪をもっていなければならない。あるいは何とかして外部への通路を模索しなければならない。それが植民地時代から現代まで、西欧近代を支配し続けたシェーマなのであり、じつは狂気もまた秩序（正気）による囲い込みの結果にほかならないのである。正気いくら平和を叫んでも、いや声高に平和を叫ぶからこそ、かえって戦争がやめられなくなる。正気でありたいのならば、みずからの内なる狂気を封印してはならない。むしろ非現実に向かって外出していかなければならないのである。いつも内部／外部には動的な平衡関係が保たれなければならない。

今となっては想像するのも難しいが、その昔、中世以前には聖なる次元（宗教的次元）が二つの関係を取りもっていた。聖なる次元を媒介として、カオスのエネルギーが日常世界（ノモス）にもたらされていたのである。その意味ではカオスと聖なる次元は一体であったということもできる。たとえば次のようなソクラテスの言葉を思い出してみてもいい(1)。

……もっとも偉大なるものは狂気を通じて生まれてくる……まことにデルフォイの巫女も……その心の狂ったときにこそ、ギリシャの国々のためにも、ギリシャ人の一人ひとりのためにも、実に数多くの立派なことをなしとげたのである。だが正気のときには、ほんのわずかのことしか為さなかったし、ぜんぜん何もしなかったと言ってもよい。

たしかにその時代には狂気のなかに創造性が宿っていたのである。日常世界（ケ）のすぐ隣に「ハレ」としての聖なるもの＝カオスがあって、むしろ後者の方が世界の中心として認識されていた。カオスが扉の向こうに閉じ込められて、狂気から豊饒なものが奪われていったのは近代以降のことである。未来志向的な「日常」が中心になるとともに聖なる次元は退縮して、日常世界とカオスのあいだにも亀裂が入るようになった。近代以降は精神科医が科学の名のもとに、組織化された形で魔女狩りを担ってきたというわけである。

1 「現実」の二つの契機――離人症の背後にあるもの

そう考えると、正常と異常を峻別し、後者を封じ込めるといったディカトミーがいかに危険をはらむものであったかがわかるだろう。非現実（カオス）との関係が断たれれば、「生き生きした現実」をも失うことになる（それゆえ近代以降の大人は、多少とも離人症的である）。子どもの頃にはリアルに感じられた世界とも、発達過程を辿るごとに隔てられてしまうことになった。そもそも生き生きした現実とはどういうものだったか、ここでは現実感の失われた状態、すなわち離人症を取りあげて、少し振り返っておくことにする。

現実に何かを体験しているにもかかわらず、そこにリアルさが感じられない、それが離人症（ないしは現実感喪失）であった。しばしば離人症に陥った人たちは「まるで夢のなかにいるみたい」と訴えるが、ウィリアム・ジェームズにいわせると、夢であれ何であれ、主体が現にそこにコミットしている（没入している）かぎり、それは本人にとっては生々しい現実として体験されている。たしかに夢が現実感を失うのは、夢みる人が覚醒モード（中心）にシフトするからにすぎない。夢世界と覚醒世界はまったく異なる文脈のなかにあり、目覚めると同時にわれわれは夢の生動性から抜け出し、夢世界は中心（内部）から周辺（外部）へと移される。要するに、夢としての性格は夢そのものに由来するのではない、あくまで体験の直接性からどれほど隔てられるのかによって決められるのだという。

こういった解釈、すなわち体験への没入が妨げられる結果として現実感が薄められるといったジェームズの説明には一見したところ矛盾がないようにみえる。しかし没入しさえすれば体験が現実的になるのかというと話はそれほど単純ではない。たとえば美しい花に（われを忘れて）見入っているときには、その究極においては「私の」という人称が外されてしまうのである。没入すればするほど、私は文字通り夢中（忘我）になって（私の）意識は花という対象と融合一体化して「現《うつつ》を抜かす」ようになる。人称が退いて非人称の状態になるのである。そのような忘我をともなう〈私〉と対象の一体化を、ここでは仮に（体験との）脱自的融合と呼んでおくことにしよう。

体験する〈私〉（体験からの外出）

↓↑

脱自的融合（体験との一体化）

図6－1　現実の構成

脱自的融合においては「体験する私」が希薄になるがゆえに、それもまた離人症（現実感喪失）を引き起こす契機となるのである。

少し奇妙に思えるかもしれない。現実といわれるかぎりは、それは「私の」現実でなければならないのであり、たった今、没入していた意識から身を翻して、「花をみている私」に戻らなければならない。一方で「私がみている」という反省の契機は脱自的融合にとっての妨げになってしまう。私の現実を構成する二つの要素、体験への没入と体験する私は明らかな矛盾のうちにおかれているのである。図6－1に示すように、現実が構成されるときには、両者の移行関係とバランスがつねに問題になってくる。

夢をみているさなかにあるのは非人称の意識にすぎない。「（私が）夢をみていた」という体験は覚醒した後に（事後的に）構成されるのであって、もし覚醒しなければ夢は体験としての明瞭さを欠いたままでただ過ぎ去っていくだけである。つまり、この相互関係のどちらに傾いても離人症が引き起こされることになる。「体験する私」に傾斜しすぎるのが古典的離人症であり、一方で脱自的融合に傾きすぎるのがＤＳＭ－Ⅲ（一九八〇年）以降、増加している（解離性）離人症なのである。表面にあらわれる症状は酷似しているが、二つの発症メカニズムは正反対に位置づけられる。

ひとまず古典的離人症のケースからあたっておこう。

二二歳、男性

一八歳から建築関係の仕事に従事していたが、二一歳になる頃より転勤が多くなり、しばしば疲労を覚えるようになった。二二歳二月、夜勤の途中に仮眠をとっていたのを上司に怠慢と誤解され、同僚の面前で激しく叱責されたのをきっかけに「ボーっとした状態」になってしまった。それからは「何を見てもベール越しにみているようで実感がない」「頭の後ろの方に意識が逸れていて、何をやっても集中できない、身体の軸がなくなったみたい、自分の意志があるはずだけど、それがなくなっているような感じがする」という。「こうなる前は『自分が自分を振り返る』ということはほとんどなかった。それが今では朝起きたときから眠りにつくまでいつも考えて緊張している。なんでもないことを話すときにも、いつも『観察している自分』が頭の後ろの方にいる。今こうやって話していても『なんでお前ここにいるんだ？』『くだらないことで悩んでいるな』と考えている自分がいる。まったく自分に自信がなくなってしまった」。

なるほど彼が悩んでいるのは（対象に）コミットできない感じであり、それは上司からの不当な叱責の直後からはじまっていた。そしてそれ以降、反省の契機が持続的に出現するようになり、体験に自然に没入できなくなってしまったのである。発症までの彼はいちいち反省することもなく自然に流れるように生きていたという。それが一転して、一挙一動をみている自分がいる、そして自然な自分がいなくなったのである。

彼のいう自然な自分ないしは自然な体験とは何を意味しているのか。われわれが眼前に花をみているとき、ことさらに〈私〉を意識するわけではない。しかしその気になれば「花をみている私」を振り返ることができるし、「花をみている私」をふり返っている〈私〉を再度振り返る（反省する）こともできる。何度でもそういった操作を繰り返しているうちに無限退行に陥ると、対象からの距離がひろがり（対象への没入が妨げられて）結果として現実感が失われてしまう。そういった観察する自己の持続的出現によって体験への没入が妨げられるのが、デュガによって発見された（古典的な）離人症であった。

そうやって反省行為が体験の直接性に入り込んでくると、主体と対象のあいだが分断されて、〈私〉の意識（反省意識）が強められるが、それによって体験との距離はひろがってしまう。ただし離人症が発症する以前、つまり「自然に流れていた」（自分自身を振り返らない）という状態で彼が現実感に満ちていたのかといえばそれもまた微妙である。先ほどから述べているように「私が花をみている」というかぎり、そこには体験する私がいなければならない。いったん体験の直接性（無私の状態）から身を翻して、たった今（花を）みていた私を振り返る契機がなければ、ただ夢のさなかのように体験は流れていくだけである。要するに、体験に一定の強度が保たれるには、体験そのものだけではなく、「体験する私」の側にも一定の強度が保たれなければならない。

そう考えると、言語の働きはいつも裏腹である。たしかに言語を介して、みる私／みられる対象の分節が生まれるが、言語の地平に留まってしまうかぎり体験の生動性に触れることができない。現実が生き生きと体験されるには、発生機としての脱自的融合と言語を介した超出（外出）のあいだを振り子のように行き来するのでなければならない。一瞬、花に没入してわれを忘れ、ふと「みている私」に戻り、また次の瞬間に体験へと（再）没入する。そういった循環（ワープ）のうちに私が花をみているという生き生きとした体験が可能になるというわけである。

古典的離人症においては、このバランスシートが「体験する私」の側に傾いて、脱自的融合の支えが失われてしまう。この非人称の領域こそ、フッサールのいう受動的生成が可能になる場なのであり、かつて人びとはそこに人間的所作（能動的総合）を越える異次元的なもの（聖なるもの／悪魔的なもの）を感受していたのであろう。ところが近代的主体においては、この領域は単に理性がおよばないという理由で、「おぞましいもの」として格下げされるようになったのである。つまり近代的自我（成人）はみずからの深層部分を扉の外に追い出してしまうことによって、根源的な無感動（離人症、アンヘドニア）に悩むようになっている。人びとは成人にいたる発達過程でみずからの内なる受動性を否認し、「一つの〈私〉」が（客観的）世界に対峙しているというシェーマを引き受けなければならなくなったのである。

2　モダンの奇形性

ここで、もう一つのタイプの離人症についても少し説明しておきたい。生き生きした現実が成立するには体験への没入が必須であるにもかかわらず、あまり没入しすぎると「体験する〈私〉」がなくなって（非人称化して）そこは〈私〉にとっての「外部」になってしまう。そこでも（過剰な没入による）離人症が引き起こされるのである。それこそが近年、青年たちのあいだにひろがっている解離性（体験没入型）離人症である。

先述したように、この種の離人症においては、それを悩む〈私〉が薄められてしまうために、本人による陳述が曖昧になる傾向が否めない。デカルト以降の近代的自我にとって、いつも中心（内部）には「反省する私」がなければならないと信じられてきた。そのシェーマは自然科学の勝利と相俟って揺るぎないものになり、一方で脱自的融合は文学か芸術的領域へと押しやられてしまったのである。しかし本来、体験に没入してわれを忘れている状態こそが、現実の湧出してくる場、すなわち先反省的な機能現在（受動的生成）に近づく場なのである。古東哲明にならって、この「生きられる瞬間」あるいは近すぎて対象化を逃れる体験領域をα位相、そして反省のもとに対象化されている体験領域をβ位相と呼んでおこう。β位相においては対象が意識に現前し、そこに意味が付与されることによって現実が構成されるのに対し、α位相とは、そういった対象／自己の分節の手前にあって、体験が非意志的に湧出してくる場を意味している。つねにα位相は経験される世界

〈自己／世界〉の外にあり、後者の構成を支えているということができる。

モダンの奇形性とは、α位相というみえない領域を意識の対象にならないという理由で外部へと排除しようとする点にあった。それはあらゆる人間にとっての基底を支えているにもかかわらず、〈主体／客体の対峙を前提とする〉実証科学においては等閑視されてしまう。これまで精神分析学や精神病理学は、この〈私〉をめぐる謎、ないしは「みえないもの」をいかにして言語化するのかに腐心してきたわけであるが、それらもアメリカ主導の精神医学のデジタル化のかげで、非科学的という汚名のもとに価値下げされてしまう。

しかし源泉としてのα位相を排除することなどできない。どこかで無意識のうちに「外部」（非日常）を呼び込まなければならないことになる。なにしろ長い人類史のなかで受動的生成（脱自的領域）としての「語りえないもの」が「おぞましいもの」として排除されたのは近代以降のほんの百年のことにすぎない。あらゆる体験（現実）はα位相とβ位相の弁証法的運動のなかで成立しているにもかかわらず、近代西欧（理性主義）はその一方だけを否認してしまうという不均衡を背負い込んでしまったのである。そのツケは、それによる恩恵よりもはるかに大きかったといわねばならない。

無意識のうちに外部（α位相）との動的均衡を維持しながら、意識的には外部を否認していなければならない、あるいは自分のなかにおぞましい衝動（外部）を秘めていながら、それをみずからに向かって隠蔽（否認）しなければならない。そういった二重性（自己欺瞞）を生きるためには、一つの物語（アイデンティティ）という自己限定と、抑圧という神経症的防衛の双方を駆使しなけ

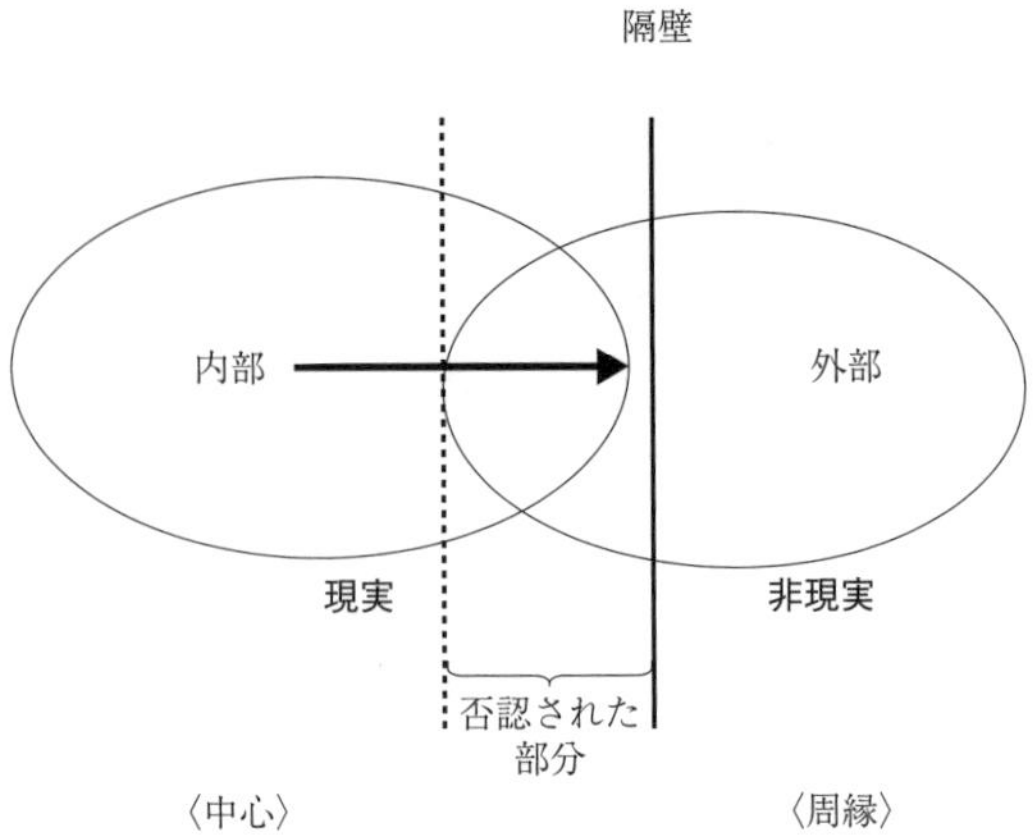

図6－2

ればならなくなったのである。こうしてα位相（無意識）は隠されたもの、象徴解釈によって事後的に「発見」されなければならないものになってしまった。

　ここでのポイントは、外部へと否認されたα位相がおぞましいものにみえてしまうということである。図6－2のシェーマをみていただこう。意識的には内部（β位相）と外部（α位相）のあいだには隔壁がある。ところがα位相（無意識）は人びとの現実（日常）のなかに自然に入り込んでいる（しかしその部分は否認ないしは抑圧されている）。精神をノーマルに保とうとするかぎり、人びとはこの矛盾を引き受けなければならない。「おぞましいもの」を抱えこみながら、みずからは潔癖であると信じ込まなければならない。それゆえ正常でありたいと欲するならば、いくぶん鈍感でなければならないことになってしまった。

　実際にモダン時代、心正しくあろうとする人たちは弱々しくみえたものである。メランコリー親和型（古典的うつ病者）のように、あまりにも正直にすぎて自己欺瞞を使うことに失敗すると、この隔壁が左方にずれて外部との接触は失われてしまう。つまり良心的（内省的）であろうとすればするほど、心的エネルギーが下がって離人症的、あるいは抑うつ的になるのを避けられない。そればかりではない、否認された外部はますます反相貌へと下降し、未分化な衝動として〈私〉に対向するようになる。このように反省的主体が「主体を越える力」に曝されるという二重性こそが、神経症的人間にとっての基本シェーマであった。

とにかく人びとは「外部」から目をそむけなければならない。そして密かにスプーン一杯の悪をもつこと、それが「正常」の条件となってしまったのである。正しくあろうとすればするほど、平和を叫ぶほど、どこかでおぞましきものが思わぬ形で回帰してくる（戦争もその一つの形であった）。神経症の発症とその分析の過程にもそのような駆け引き（抵抗／直面化）がともなわれていたのであるが、しかし最近の青年にとって「おぞましきもの」の回帰はもっと直接的な形を取るようになっている。もう一つの離人症（解離性離人症）のケースにあたってみよう。

二七歳、男性

二六歳一二月に職場内で異動があり、それまでとは異なる仕事内容となった。慣れない上に、新しい上司は短気でキレやすい性格であり、些細なミスをなじられるのが日課のようになってしまった。そんな毎日が二カ月ほど続いた二七歳一月のある日のこと、頭のなかで突然、プチッと糸が切れたようになり、以来、頭がぼんやりした感じで身体の感覚もなくなってしまった。二、三日前の記憶が出てこないことがあり、ふっと気づくと、もう目的地についており、そこにいたる経緯の記憶がないこともある。そういった自分自身の変容感について彼は以下のように語っている。

上司に「おまえは高校生のバイト以下だ」とガガーッと怒鳴られて、その瞬間、変になってしまった。それからはものを言われても右から左、頭にひっかからない。ボーッとして疲れている感じ。外をみても何も感じない。〔ベール越しにみている?〕そう、なんか自分がどこかのなかに入っていて、そこから外をのぞいている。鮮明じゃない。自分はボーッとしていて何も考えられない。もう一人の自分が身体を動かしている。〔身体の感覚が変?〕そうです、存在感がない。身体というか、目から直接、脳……主体の方は感覚がない。自分で自分じゃないみたい。今までの自分と比べると、自分は自分だけど別人のような……、もう一人、自分がいるような気がする。自分の格好をしている別のニンゲンになったような感じ。器は同じで中身がない。話しかけられても、言っていることはわかるけど、ひっかからないので次に自分が何をしていいか判断がつかない。

ふだんの自分じゃない、異常な自分になっていると思う。〔それまでの自分と比べて?〕反対に近いような、自分でも見たことがないような自分。〔たとえばどんなところが?〕感情がもろい、今まで泣くことがなかったが、もう二回も泣いてしまった。情けない、なりたくない自分になってしまった。怒りっぽいし、物事の整理がつかない。

上司の叱責が発症の契機となっているのは先のケースと同じであるが、このケースでは反省の契機よりも「もう一人、別の自分がいる」といった自分自身の変容感（解離）が前景にあらわれている。（古典的な）離人症が感情の疎隔を主徴とするのに対し、この人の場合は、もともとの（穏やかで理性的な）性格がどこかに隠れてしまい、感情的で攻撃的な別の自分が前面に押し出されているのである。自分のなかの未分化な情動、湧きあがってくる生々しい感情に危機を覚え、それを解離（自己を二重化）せざるを得なくなってしまった。どうやら上司は彼のなかに潜伏していたおぞましい感情部分に火をつけてしまったようである。

湧きあがってきた人格モードが彼の幼少期の体験にも連鎖していたことを付け加えておかなければならない。かつて六歳頃までの彼はやんちゃで兄弟のあいだでの取っ組み合いもしばしばであったが、就学後は男性教師の威圧なども手伝って、そういった性格は陰に隠れてしまったという。要するに、長いあいだ外部へと封印されていた感情的な人格モード、それが上司からの叱責をトリガーとして、ふいにその封印を解かれてしまったのである。その結果、外部に封印されていた情動湧出をコントロールできなくなってしまった。

すでにモダン時代に不可欠であった自己欺瞞が機能していないことがわかるだろうか。意識の中心に、それまで封印されていた感情モードが回帰してきて、もう以前の穏やかな彼に復帰することができなくなっている。封印されていたはずの「外部」が「内部」に反転しているのである。彼の離人症は感情の疎隔の対極としての感情の露呈（α位相の過剰）によって裏打ちされていた。

モダンの奇形性（正常であること）が、みずからの内なる「外部」に気づかないという鈍感さ、ないしは自己欺瞞にあったことをもう一度、繰り返しておこう。モダンを生きる人たちは内なる狂気を封印し、みずからは理性の王国に棲んでいると確信していたのである。ところが解離性離人症のひろがりは、じつはそういった自己欺瞞が使えなくなっていることを示している。若者はみずからの根底（みえないもの）に対して、もはや目をそらすことができなくなっている。抑圧や否認と

＊神経症レベル：抑圧中心の防衛
　同一性，現実検討識あり
＊境界例レベル（BPO）：分裂，投影同一化（原始的防衛）
　同一性拡散，現実検討識あり（動揺）
＊精神病レベル（PPO）：分裂中心の原始的防衛
　現実検討識が保たれない
いまやBPO～PPOの時代か？

図6－3　病態水準:「パーソナリティー構造」(Kernberg)

いったモダン時代の防衛メカニズムが有効期限を切ってしまい、トラウマやレジリアンスをめぐる話題に敏感にならざるをえなくなっている。

正常でありたいならば「おぞましきこと」が封印されなければならない、何としても理性的でなければならない、少しでも合理的に生きなければならないというモダンの幻想が崩れてきている。外部＝おぞましきもの（狂気）という前提に支えられて、今もなお流通している病態水準のシェーマ（図6－3）が維持されていたのである。このヒエラルキーのなかで正常（ふつう）とみなされてきたのは、自己欺瞞のなかで衝動を抑圧した神経症レベルの人たちであり、境界レベル（ＢＰＯ）に転落すると自他の境界が不鮮明になって衝動コントロールがきかなくなる。病態水準が下がるというのは、人間が未開（未分化）になっていくことにほかならなかった。そして精神病レベル（ＰＰＯ）まで転落すると、もはや現実／空想の区別さえ失われてしまい、それこそ理性を失った哀れな人間になってしまうというわけだ。精神病レベルの人びとはみずからをコントロールできない人たちであり、現代型魔女狩りの対象とみなされたのである。

つまり精神の病そのものがモダンという時代の創出物であって、それは仮初《かりそめ》の均衡を破って何らかの形で病態水準の下方の未分化な衝動、おぞましいものが湧出することにほかならなかった。しかし抑圧や自己欺瞞を駆使しうることが、あるいはみずからの衝動に無知であることがふつうの条件などという芸当が今後も続けられるはずもない。九〇年代以降になって、その虚飾があばかれるにつれて、だれもが内的均衡を失って不安に曝されるようになってきた。

3 「外部」への転落——統合失調症の精神病理

とにかくα位相は隠蔽されていなければならない。それこそがモダン時代の正常あるいは奇形性の由来であった。彼ら、外部から目をそらせている人びとは多かれ少なかれ離人症的であり、それゆえ生き生きした現実を取り戻すために、ときどきスプーン一杯の悪を必要としていた。つまり離人症の青年たちがリストカットに走らざるをえないように、狂ってしまう前にカオスをどこかに吐き出さなければならなかったのである。下手に攻撃性（カオス）を抱え込んでしまうと、回帰するα位相に呑み込まれることになってしまう。

次のようにいうこともできる。つまり現実を感じたいのであれば非現実（外部）に向かって一歩踏み出さなければならない。しかしあまりに勇んで踏み出してしまうと、秩序（内部）からの糾弾をまぬがれないし、反対に過度に理性的であろうとすると、心的エネルギーが枯渇してしまう。そういったディカトミーのなかで、いつしか理性にとっての外部は、いったん転落すると二度と這いあがれないほどに反相貌化してしまうのである。一方通行出口なし、それこそがモダン時代の（一次性）狂気のイメージであって、近代の病としての統合失調症はまさしくその象徴であった。狂気から創造性がすっかり奪い去られた後の外部、そこに転落すると自分も世界も断片化せざるをえない、そういう恐ろしい相貌をおびることになったのである。

しかしここで次のような疑問が生じるかもしれない。統合失調症においてα位相はどうなってしまったのか。〈私〉にとっての外部とは受動的生成の場、すなわち自我の関与を離れて連合や対化がひとりでに作動し、時間性、間主観性が醸成されていく領域だったはずである。メランコリー親和型(典型的うつ病)の人たちも、ひとたび自殺企図の修羅場(外部)を抜けさえすると、意外なほどあっさり寛解に向かったものだし、急性精神病(非定型精神病)の人たちもいったん錯乱性興奮(外部)を潜ってしまうと、おどろくほど短期間に治癒に至ったのではあるまいか。それにもかかわらず統合失調症の人たちはなぜこうも破壊的で絶望的な断片化へと導かれてしまうのだろう。それは受動的総合(連合や対化)とは対極におかれていたはずである。ここで世界と自己の断片化について自覚的に語ってくれたケースを一つとりあげて少し考えておきたい。

ナオミ(二三歳、女性)

高卒後、店員として勤務し、その実直な性格から上司の信頼も厚く、同僚や後輩からも頼られていた。それほど職場に不満はなかったが、二一歳一二月頃から何か自分の夢を追いたい、資格を取得して転職したいなどと考えるようになったという。

二二歳四月、入社してきた女性になぜか張り合うような気持ちを抱くようになり、「何だかその子に振り回されているような感じだった。転職を考えていて自分があやふやだったこともあるかもしれない。職場の家族的なムードがかき乱される感じになった」という。

二二歳九月、「その子に神経を集中していたら、いきなり頭がピキーンとなって変になった」。それからはまわりが異様な雰囲気になり、上司や同僚に無言のイジメを受けるようになったという。上司にすっかり考えを読まれていると感じ、「自分の顔も醜くなってしまった」。一二月、「みんなに追い詰められてすごく苦しくなって、息を止めれば楽になるかと思って止めたら苦しい感じがなくなった。でもそれと一緒に突然記憶がなくなってしまいそうになった。目をつぶるとふつうとは違う。本当に真っ暗闇になって……過去がなくなってしまいそうで……」。家族とのきずなも切れてしまい、身近な人まで他人行儀になってしまった。それからはもう死ぬことばかり考えていたという。

二三歳一月、自殺をはかって救急病院に収容される。その後も自殺企図がとめられないということで筆者の病院に転院となった。

入院後には、無言のイジメを受けているといった上述の妄想や思考察知は消失していた代わりに、特有な疎外感が前景にあらわれていた。自殺企図の理由については「自分がだんだんおかしくなるのを留められないってわかったから」という。そして「それではどこがおかしいと思うのか」という質問に対してポツリポツリとではあるが、次のように語ってくれた。

こころ……なんていったらよいのか……何かを失ったみたい。一番のもと。よくわからないけど……うまく説明できない。私がここにいるけど私じゃないっていうか……人として何かをなくした。変なことをいうけど、今のこういう状態より知恵遅れの人のほうがずっと人間らしい。一番の何かをなくした。

自分が最低……。

その後、ナオミはこの人間にとって一番の何かをめぐって絞り出すように語ってくれた。それは受動的生成としての連合や時間性が破綻している状況を如実に表していると思われる。以下、そのいくつかについて面接場面にそって羅列しておこう。

①時間が積み重なっていかない　毎日毎日、違う自分になってしまう。先生と接していても、前に会ったときと感じが違っている。いろんな看護婦さんがきてくれるけど、どんな態度で接していいかわからなくなる。

思い出に……じんわりとした実感がわかない。覚えているけど実感がない。［記憶とつながらない？］というか、記憶にはあるけど身体で覚えていないって感じです。

話がつながらない。おぼえているけど、その前に話していたこと、覚えているけど、ひしひしと最後まで伝わらない。漫画読んでいて急に白紙が出てきて、また漫画が出てきてって感じ。ふつうの人なら白紙だなって次に進む。私の場合は、あれえ白紙だ。次に漫画にもどっても、あれえ前は何だったっけと……覚えているけどつながらない。

過去とのつながりがない。先生が導いてくれると、あ、そうだったと思い出すけど……（一人だと）自由にパッパと思い出せない。記憶はあると思うけど、つながっていないというか……。

②自分の立ち位置が定まらない　映画をみていると、そのなかに入り込んでしまいそうで怖くなる。本当にその場面のなかにいるような……。ふつうなら「映画をみている自分」にすぐ引き返せるはず。でも私はそのとき自分が消えてしまいそうで一生懸命ほほをつねって「映画館にいるんだ」って何度も自分に言い聞かせていた。

なにか患者という立場に染まってしまう。されるままに染まると自分がなくなっちゃいそうで怖い。どっかで抵抗してはいるんですが……。

③親しかった人さえ奇妙にみえる　相手の雰囲気に接することがない。一人ひとりの個性というか、そういうのがなくなってみんな一定にみえちゃう。

今も先生としゃべっているという感じがない。ただの人になったり、先生だったり、いま変な状態。[ただの人?] ただの人間、ひとというか、何もなくてそのまま直接というか、隔たりがない。本でいうと棒読み……。

Kさん（同室の患者）がいろんな見え方にみえて混乱してしまう。混乱しないもとがなくなっている。

④人とのキズナがなくなっている　ひとの話をきくとき集中しないとわからなくなる……沈黙、ふつうの沈黙とはちがう。何もないというか、看護婦さんがきてくれて、いろいろどうですかってきいてくれるけど、接触面がない、そんな気がするんで……どんな嫌な人でも共通点があると思う。なんとなくピンと気づく、そのピンがなくなっている……土台がないからそうなっているのかな……。

話していることと急にポッとちがうことを考えちゃう。圧迫される感じ。自分が耐えきれずにヒューッと逃れる感じ。［そうなるとどうなる?］頭ではわかっているけど情が伝わらない。相手がすっとんきょうな顔をする。いくつもの本音をきいてこそ人間のつながりができてくると思う。私の場合、一本の糸があるけど、二本目三本目はプツンプツンときれてしまう。［もし最後の糸がきれると?］そうなると最初ここにきたときのように話すこともできない。今の自分はまた切れるのを恐れている。まわりに媚びを売っている。［相手にあわせている?］そう、そうしないと自分がない感じ。［何本かつながらないと安定しない?］そう、自分の方からの自由がない。今は先がみえない。先生とあわないと張りつめっぱなしでピキーンってなりそう。自分を作っていくための土台がないから……。

ナオミがみずから命を絶とうと試みるほど苦しんだという外部とは、連合や対化が働かない、すなわち時間の継起性／間主観性が生成しない不毛、まさに受動的生成の果つるところ、自分自身がおぞましいものに変容してしまう場所であった。それがソクラテスがパイドロスに語った（創造的）狂気とは似ても似つかぬものであることはいうまでもない。

転職という何でもない出立的状況、すなわち内部から外部へと踏み出していく途上で足を滑らせて、ついにナオミは現実との接点のない奈落にまで転落してしまったのである。彼女がなくしたという人間にとって一番のもととは、ざっくりいってしまえば「いま・ここ・私」がそこで生成する揺籃《ようらん》としてのα位相にほかならない。要するに、彼女は「いま」と過去とのつながり（時間性）を失い、「ここ」にいるという中心性（身体性）を奪われ、さらには他者との関係のなかに〈私〉を位置づけることができなくなってしまった。

なぜナオミが自殺に追い込まれたかといえば、この一番のもとが意図的な努力によっては補償できない、一度失うと二度と取り戻すことができない何かだったからである。なるほど受動的生成とは、主体の関与しない「外部」で働き、自己と世界の構成に先立って体験を結びつけていく連合する働きのことである。ブランケンブルクが症例アンネ・ラウに見出したのも、受動的生成の機能失調によって内にいること（自明性）と外にいること（非自明性）のあいだの弁証法が破綻している状況であった。統合失調症においてはα位相とβ位相のつながりが途切れており、それゆえ彼らは意思的なレベル（能動的総合）でその欠如を埋め合わせなければならない。しかしもともと自然な自明性は〈私〉が成立する以前に、つねに・すでに作動しているのでなければならないものである。それはどうあがいても意図的な努力によって代行することなどできないのである。

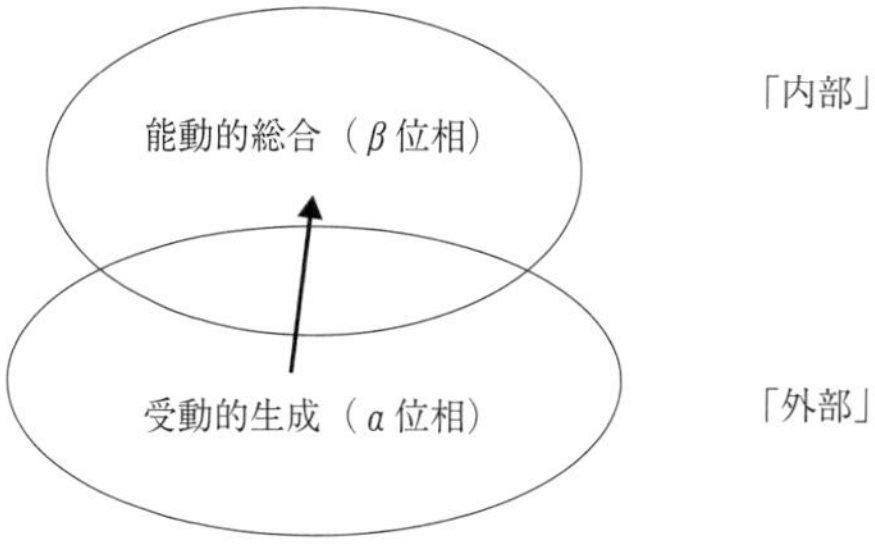

図6－4

繰り返しておこう。もしも彼らにとっての外部が、離人症においてそうだったように受動的生成（α位相）と重なるものであれば、天才と狂気は紙一重、デルフォイの巫女のように、あるいは瞑想する僧のように、統合失調症の人たちにも生成（再構成）の契機に触れるチャンスが与えられていいはずである。ところがナオミやアンネたちの絶望はそういった可能性が根こそぎされていることを意味していたのである。

離人症の人びとが悩んでいたのも、やはりα位相とβ位相の不均衡であるが、彼らは外部へと出立することによって均衡を取り戻すことができるのである。彼らにとっての外部が受動的生成、すなわち自我の関与しない（自他未分化の）状況で感性野がひとりでに組織化の網を再形成していく舞台であるのに対して、ナオミたちが体験する外部とは過去‐現在‐未来という時間の継起性が成立しなくなり、人と人のあいだ（間主観性）も根こそぎされてしまう不可逆的な過程、あるいは人格の破壊を招いてしまうような残酷な断片化の場所であった。彼らは恐ろしい罠のなかに落ち込んでいて、ソクラテスが信じた狂気に秘められた創造にも触れることができない。

出立（秩序からの外出）が生成（連合）の機転へとつながらない、そして人格の崩壊を招いてしまう。じつはその点にこそ、統合失調症がモダン時代の生み出した病といわれる事情が秘められている。最初にもどって、その時代が内部／外部のディカトミー、すなわち外部の切り離しによって特徴づけられていたことを思い出しておこう。たしかに一般に統合失調症には一つの〈私〉への強いこだわり、あるいは中井久夫の言葉をかりれば、統合と同一性を回復しようとする狂おしいまでの努力が認められる。

発病すると、統合失調症の人びとは経験世界から決定的に疎外されてしまう。しかし発病前の彼らは日常的価値の外に出ることのない、しばしば従順、素直といった評価を受ける、つまり超越的な意味方向性にきわめて乏しい人たちなのである。その証拠に原則として、彼らは人格の多元化（解離）を被ることはないし、（非定型精神病とは異なり）神仏や霊的存在に向かう傾向もほとんど示

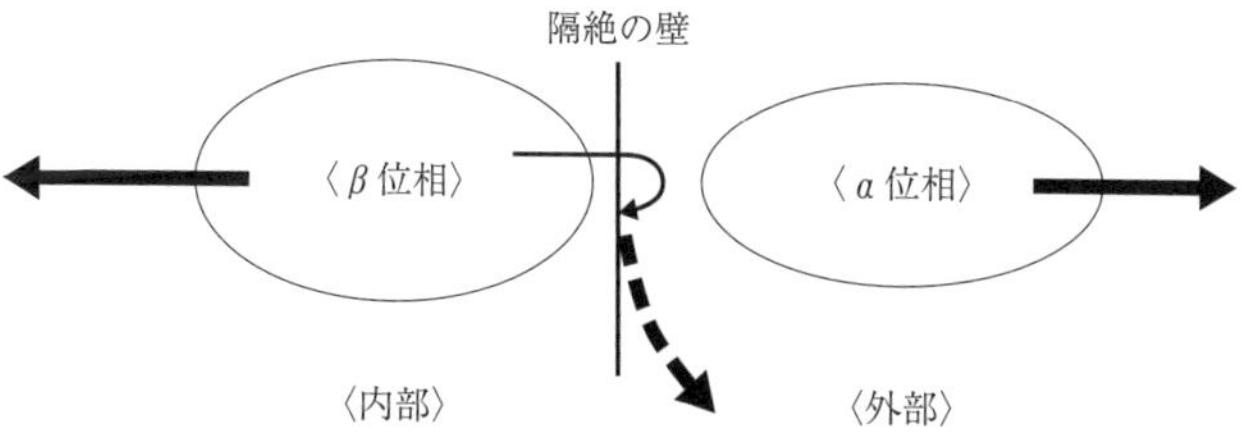

図6-5　統合失調症の発病

「内部」から「外部」への超出（出立）のさいに受動的生成（α位相）に到達することができず，彼らは絶望的に「内部」に引き返そうとするが，結局のところ亀裂のなかに落込んでしまう

さない。その通俗的世界観のなかにも内部（日常性）から外部（超越性）を切り離すというモダン特有の態度を認めるのである。

まさに彼らはモダンのディカトミーをあまりに直截に受け入れた人たちであった。臨床的印象からも、彼らが（スプーン一杯の悪をもちえない）純粋な人たちであることが見て取れる。要するに、超越的志向性に希薄で日常世界に貼りついて生きている、その正直すぎる（自己欺瞞の混ざらない）内部への撞着が弁証法的運動の破綻を招いてしまうのである。つまり彼らはふだんに外部を遠ざけているがゆえに、内部／外部のあいだには発病前から大きな亀裂が開いている。それゆえ出立すると、受動的生成に到達する手前で、取り返しのつかない転落を招いてしまうことになる。

シェーマ（図6-5）に示しておこう。つまり統合失調症を不可逆的な過程（不治の病）にしていたのは、α位相／β位相のあいだの飛び越えられない亀裂（弁証法的関係の破綻）なのであり、それはもともとモダンのディカトミーのなかで用意されていたのである。その意味では統合失調症の人びとは、まさに時代に騙された人たちということができる。

同じディカトミーのなかでも、神経症的な（ふつうの）人びとはスプーン一杯の悪（外部）を内部／外部の交叉（あそび）のなかに忍ばせていた。つまりそこでは暗黙のうちに外部は陥入していたのであるが、統合失調症の人びとには「あそび」の緩衝がないままに反相貌へと転落していく。そして絶望的に内部へと引き返そうとするが、時すでに遅し、そこにはすでに大きな陥穽《かんせい》が開かれているのである。そしてα位相に触れることのないまま、世界／自己の断片化を余儀なくされてしまう。内部／外部のあいだの回収しえない亀裂、それこそが統合失調症の原基（内因）といえるのであるが、世界／自己が多元化していくなかで、その亀裂も根本的な変容に曝されている。

4 「くらやみ」への跳躍——脱自的融合

われわれは内因性と呼ばれた疾患でさえモダンのシェーマ（定型発達）を前提として成立していたことを認めざるをえなくなっている。たしかに中世までの人の心には「語りえないもの」が中心におかれていて、自然な形でα位相との交流が営まれていた。モダン時代に入ってから、α位相とのあいだの亀裂がひろがって、狂気から創造の契機が遠ざけられてしまった。その罠にまんまと嵌ってしまったのが統合失調症の人たちだったということになる。九〇年代以降になって、この疾患が目立って軽症化していることもそのシェーマの終焉を裏書きしていると思われる。

統合失調症は、クレペリンによって「不可逆的な過程」として定義された疾患であったが、今あらためて、統合失調症は本当に治癒不可能なのだろうかとわれわれは問い直さなければならなくなっている。もちろん現在のクライテリアがクレペリンの定義を踏襲しているかぎり、そういった議論そのものが無効になってしまう（心理療法的に治癒がもたらされたにしても、それは統合失調症ではないといわれるにすぎない）。しかしおぞましいもの、あるいはわからないものの封印によってα位相とβ位相のあいだを引き裂いた張本人、つまりこの病の過程を不可逆的にしていたのがモダンのディカトミーであったとすれば話は違ってくる。クレペリンの定義そのものが時代遅れになりつつある可能性も視野に入れなければならないのである。

生物学的研究が支配的な精神医学や心理学の研究体制のなかでは「みえないもの」はほとんど等閑視されてしまう。実証的（経験的）思考に慣らされた人びとはそこにアクセスしていく想像力を失っている。仮に治癒したと思われる統合失調症のケースを経験しても、学術的にはその価値を封印せざるを得なくなるというわけである。しかしもともと受動的生成、すなわちみえない領域はわれわれすべての足許にあって、無意識へとわれわれを誘っているはずである。忘れられたケースのなかにも多くの秘密が封印されているといわねばならない。片隅に追いやられたケースのなかにも受動的生成について語っていた人たちが数多くいるのである。そういったケースを一例だけ紹介しておこう。

メグミ（二〇歳、女性）

裕福な家庭の二女として出生。もともと素直な性格で家庭にもめぐまれ、これといった葛藤のないまま平穏な幼少期をすごしたという。ところが中学二年の頃より、メグミは人付きあいを避けるようになって、さらに高校二年になるころより、些細ないじめをきっかけに、以後二年にわたって自宅に引きこもり、外出を拒むようになった。一八歳、家族に促されて病院を訪れたときには離人感、感覚過敏、注意集中困難、そして自生思考が認められ、前医によって単純型（症状に乏しい）統合失調症と診断されていた。

二〇歳、筆者が担当医となってから定期的な面接が開始されたが、なるほど前景には現実感のなさ、あるいは「あたりまえがわからない」という訴え（自然な自明性の喪失）があって、趣味であった読書もまったくできないほどに集中力を欠いた状態が続いていた。そしてさらに詳細に訊いていくと、メグミがもっとも苦痛に感じていたのは、ときどき押し寄せてくる「おかしな感覚」、あるいは「得体のしれない何か」であることが明らかになった。ふいに襲ってくる何か（言語化できないもの）に対抗するために、メグミは「いつも身体のどこかに力をいれておかなければならない」、そして「いつも考えてから行動しなければならない」と語っていた。そうしなければ「自分がどうなってしまうかわからない」といって表情を曇らせたのである。

圧倒的に押し寄せる得体の知れないもの――おそらくそれこそが統合失調症の病的体験（陽性症状）の萌芽であろうと筆者は目星をつけたが、その正体についてはいっこう明らかにならなかった。ときにそこに被注察感や自生思考がともなわれたが、はっきりした形で関係妄想や幻覚に結実することはなかった。いつからかメグミと筆者のあいだでは、この押し寄せてくる何かを「くらやみ」と呼ぶようになったが、彼女はその詳細について語ることを避けているようでもあった。とにかく目をそらせていなければならない、しかし「くらやみ」は膨らんだり縮んだりしながら彼女にせまってくる、そして「いったん呑み込まれると自分が本当に狂ってしまいそう」といって苦痛な表情をみせることもしばしばであった。ときおり示す彼女のパニックには抗精神病薬はまったく効果を示さなかった。

ところがそのような歯切れのわるい面接が二年ほど重ねられたある日のこと、とくにこれといったきっかけもなく、いきなり意外な展開が訪れたのである。メグミによると、極端に憔悴しきって絶望的に不安がたかまるなかで、彼女はいっさいの抵抗を放棄して、くらやみに向かって飛び込んでいったのだという。予想を越えるような変化が訪れたのはそのすぐ後のことである。当時の面接場面を振り返って再現しておこう。

先週のはじめです。「くらやみ」が大きくなってこわくなった。もうだめ、おしまい、絶対に耐えられないって思ったとき、なんだろう……やけになったかもしれない、すごいエネルギーが出てきた。[エネルギーって?] それが不思議なんです。そのとき反対側に向かって飛び込んでいった。[反対側ってどこに?] だからくらやみに飛び込んだのだと思う。[どうやって?] わからない、でも逃げていたのとは反対側に「もういいや」って。どうやってそんなことができたんだろうって、今になって考えても不思議。ぽっかりした穴のなかに入ったみたい……それからビックリすることが起こった。想像したことがないくらい周りが美しくみえてきて……。[それはどんな世界?] 違います、みているのはふつうにみている世界ですよ。でも、どうやって説明すればいいのか、はじめての世界に入り込んだみたいで、それまでぼんやりだった景色が違ってみえてきた。っていうか、たぶんやっぱり変って思われるだろうけど、やっぱり一瞬、美しいっていうかな……もう一度やってみろといわれても絶対できない。飛び込んでいくのはすごいエネルギーがいるから……。

この体験を統合失調症の知覚変容などとして片づけることができないのは、これを屈曲点として、あきらかにメグミは寛解へと向かっていったからである。いったい彼女の心に何が起こったのか。もし「くらやみ」というのが内部と外部のあいだの亀裂を意味するのであれば、メグミは転落、断片化を免れなかったはずである。しかし彼女はあえて断崖（内部）にしがみついていた手を離して反対側（外部）に向かって跳躍したのだと語ったのである。

横断面的にみるかぎり、メグミのおかれた心的状況は先述のナオミとほとんど重なっており、彼女が統合失調症の「自然な自明性の喪失」のなかにいたことは疑いないと思われた。そこにどういう形で寛解がもたらされたというのか、当時の筆者にはくらやみに飛び込むということが何を意味するのか見当がつかなかったが、とりあえず彼女にとってそれが至福の瞬間だったこと、そしてそれによって統合失調症の経過に本質的な改善がもたらされたことはあきらかであった。何よりもそれによって四年近くも持続していた彼女の不全状態に終止符が打たれたのである。

もう一度、シェーマ（図６−５）に戻っておこう。メグミがくらやみと呼んでいたのはやはり内部と外部のあいだの裂開のことではなかったのか。しかしそこにみずから飛び込んでいくことによって裂開が越えられたのではないか、つまりα位相につながったのではないかと思われるのである。とにかく彼女がくらやみを忌避し続けていたならば、現実へのワープには成功しなかったと推測しうるのである。そこに結果として生じたのは自己の断片化ではなく、それとは対極ともいえる連合へと導く働きであった。すなわち、それまでは断裂していた意味の連鎖がつながり、苦痛に満ちていた彼女の世界が一変し、内部／外部の（弁証法的）関係性が復活したようにみえたのである。

もちろん長い経過があるにしても、従来のクライテリアに従っているかぎり、ほぼ完全に治癒にいたったと思われるメグミが統合失調症であったと診断するわけにはいかない。しかし絶望してくらやみへと引きずりこまれるのか、メグミのように能動的にそこに身をゆだねていくのかのあいだには見過ごすことができない懸隔があることは疑いないだろう。こういった限界症例が示唆しているのは、ただ転落を恐れて内部にしがみつくことによっては何ももたらされないということである。あるいは九〇年代以降、世界の自明性が薄れて、方向性を失っている人びとにも、メグミは一定の道標を示しているようにも思われるのである。そしてそのことは、今なぜアスペルガーなのかという次の問いにも連なっている。

〈この章のまとめ〉

- 現実が現実として構成されるには、体験する〈私〉（β位相）／脱自的融合（α位相）のあいだに動的均衡（弁証法的関係）が保たれなければならない。β位相とは、意識に現前するなかで構成された経験世界をさしているが、一方で、α位相とは、経験世界の手前にあって対象と一体化するなかにあらわれる受動的生成の領域をさしている。
- 両者のバランスが前者へと過度に傾いてバランスを崩すのが古典的離人症であり、後者に傾いてしまうのが最近、若者のあいだでひろがりをみせている解離性離人症であると考えられる。

- モダンの奇形性とは、後者すなわちα位相を意識上「おぞましきもの」として排除していながら、それを無意識下にβ位相のなかに招き入れなければならないという矛盾（自己欺瞞）を人びとに強いてきたことである。
- そういった自己欺瞞に染まることなく、モダンのディカトミーをあまりに純粋に受け入れたために転落を余儀なくされるのが統合失調症（一次性狂気）であった。彼らは外部への出立に際して、α位相に達することができず、α位相とβ位相のあいだに開かれた亀裂へと転落してしまう。つまりこの疾患はモダンのディカトミーによって演出されていたのであって、その時代の終焉によって必然的に軽症化していく運命にある。

註

（1）　プラトン（藤沢令夫 訳）（一九六七）『パイドロス』岩波文庫

第7章　アスペルガー的反転

モダンのディカトミーに染まっているかぎり、「外部」はひたすら「おぞましきもの」になって、転落による断片化を避けられなくなる。「くらやみ」を忌避していると、内部／外部の動的平衡が失われて破壊的な相貌があらわれてくる。一方通行出口なし、それこそが引き返すことができないくらやみへの転落、すなわち「治らない病」としての統合失調症であった。反対にくらやみにみずから踏み込んでいくことによって、そこには創造の契機がひろがるのかもしれない。

だれもが内なるくらやみに無自覚でいられない、そういう時代であろう。そしてそのことを象徴しているのが、九〇年代から増殖してきた共同体の外部に棲む人たちなのである。彼ら、共同体にとっての異邦人、すなわちアスペルガーの人びとは統合失調症のように亀裂に向かって転落（発病）することはない。それは時代そのものが内部／外部の反転に曝されていることを意味しているが、ふたたび彼らにモダンのディカトミーを強要することがあってはならないだろう（それでは彼らを狂気に貶めることになってしまう）。考えてみればそこに（軽度）発達障害といった用語をあてがうこと自体、彼らにモダンの枠組みを押し付けていることになりかねないのである。おそらくアスペルガーの人たちこそがα位相に通じる扉の前に立っている。むしろわれわれは彼らからα位相について学び取るのでなければならないだろう。

1　ヒエラルキー喪失——流れゆく現実

アスペルガー的人間は中心のない世界、ヒエラルキーの失われた世界のなかに生きている。しかし現実が中心にあってこその非現実であり、あるいは主人格があってこその交代人格であったはずである。想像してほしい、多元的現実の中心（内部）が固定されなくなったならば、それこそ荘子の「胡蝶の夢」（序章）のように、夢もまた覚醒体験と同じように現実味（中心性）を帯びてくる。複数の領域を行ったりきたりしながら、そのときどきの体験にリアリティーが感じられるようになるはずである。彼らもどこに中心があるのかわからなくなって、うつろいゆく現実の多様さのなかに（どこにもワープすることなく）ただ漂うようになるのだろうか。

今では現実のゆらぎのなかを生きる青年たちは珍しくないし、彼らのなかにアスペルガー的な中心の不在を見出すことも難しくはない。次に紹介するのも、職場適応については悪くない「ふつう」のOLであるが、彼女の内面世界に一歩踏み込んでみると、やはり空想と現実の交叉、つまり「うつろいゆく現実」につきあたることになる。彼女との対話を再現してみよう。

二四歳、女性

毎日、毎日かわっていく感じがする。ぼんやりしていると、目の前の世界とはちがう、もう一つの世界があって……ときどきそっちに飛んでしまう。ピアノを弾いているときなんか、いつのまにか「そっちの世界」に入っていることがある。［それはどんな世界?］うっとりして時間を忘れて曲の世界に浸っている。［あなた自身も変わっている?］たぶんそうだと思う。あまり考えないけど、もう一つの現実というか、目の前の現実じゃなくて、過去をやりなおしたりしていることもあるし……。［過去のことが浮かんでくる?］自分がそのなかに入っていってしゃべっていることもある。［それって現実なの?］私にとっては現実、空想ではないと思う。［空想と現実の違いってどこにある?］さあ、考えたことないけど、でも空想って「思うだけ」じゃないですか。頭のなかの世界は広がりがあるし、この世界と何も変わらない。実際にそのなかでしゃべっているし。［別の世界?］見えたり聞こえたりするし触覚もある。［どっちの世界の居心地いい?］それはもちろん頭のなかの世界ですよ。今の世界のように複雑ではない。空想かといわれればそうかもしれないけど、一度入ると現実と変わりはない。時間は短くて単発ですけど。［周りの人にそのことを話したことは?］だれにも話したことがない。みんな同じだと思っていたので、あえて話す必要を感じなかった。あっちとこっちを行ったり来たり……あたりまえのように毎日出てきます。どちらかというと、一人でいるときに境界があいまいになるかも。そうなるとこっちの世界が薄くなってしまう。

［自分がどこにいるかわからなくなることない?］会話していても脳が想起すると、どっかにいっちゃう感じがすることはある。感情の激しい人といると、頭がふりまわされて、全然ちがう方向にいくこ

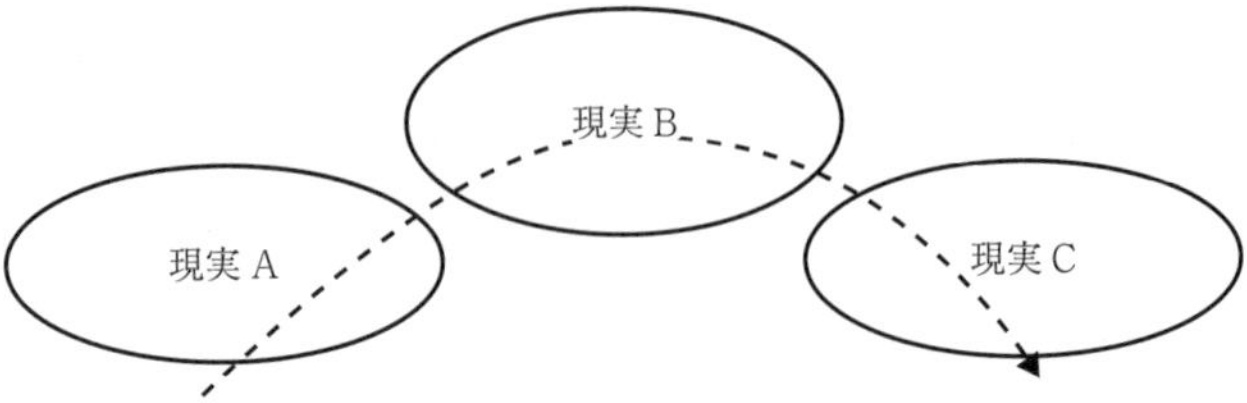

図７－１

ともあるし。全然知らない方にいって……でもそれもリアルなんです……自分の感情がかわると世界もかわる。過去のことが出てくると、脳内で会話とかはじまって……それはカウンセリングしているときにもあります。小学校のときとか再生していた。自分が勝手にまわってしまう。

彼女のなかでは、まさにシュッツのいう多元的現実がヒエラルキーを失って流れはじめている。そこでは中心／周辺のヒエラルキーが相対化してリアルとファンタジーの差異も失われているのである。彼女のいうもう一つの世界は、一見すると空想のようでもあるが、そこには視覚や聴覚、さらには触覚さえ伴われていて、ほとんど現実と区別することができない。ときには、そちらの世界にいったん入ってしまうと戻れなくなってしまうという。要するに、それは彼女にとってはほとんど現実と等価なのである。

うつろいゆくリアリティー――それをイメージすると図７－１のシェーマのようになる。そこでは周辺に排除されていた反現実さえもが現実Ａと同じリアルな相貌で現れてきて、どこにも錨をおろすことができない。もはや現実Ａは戻るべき中心ではなくなり、極端にいうと、通過していく複数の現実の一つに格下げされているのである。そして現実Ｂに移行したあとも、現実Ａにワープせずに現実Ｃへと移行することもある。もはや現実

（中心）／空想（周辺）の差異は相対化している。このケースのように現実と非現実の境界がはっきりしなくなっている。そして主体は複数のリアリティーのなかにスライドしていくのである。中心が失われるとリアリティーそのものが漂流していくのを避けられない。そこでは一つの人格モード（一貫した自己）を生きているという実感はすでに失われている。

荘子にとっては、夢と日常のどちらにも中心をおかないということが自由を意味していたが、アスペルガー的人間はそのことを具現化しているということもできるだろう。ただし荘子のように彼らが自由を感じているのかというとそうではない。ときには流れゆく現実のなかでリアリティーの揺らぎ（現実感喪失）に悩んで、複数の領域のなかを右往左往してしまう。片足を夢領域（周辺）に残したまま、覚醒世界（中心）を覗き込むような茫漠とした不安のなかで下手をすると主体が宙ぶらりんになってしまって、いま自分がどこにいるのかもわからなくなる。夢をしっかりと非現実の方へと押しやることができないからである。それゆえ一枚のガラスを隔てて現実世界をみているような疎隔感、すなわち現実感喪失に悩まされることにもなる。しかし中心の移ろいのなかに完全に身を委ねてしまえば、そういった齟齬に悩むこともなくなるかもしれない。

もちろん、この話は夢／現実の関係にかぎられるものではない。今では「至高の現実」（モダン時代の中心）が緩められ、周辺にあった小さな物語たちが次々と現実を主張していることは先述した通りである。溺れるものは藁をもつかむ、しかしどこかに足場（中心）を固定しようとするならば、かえって現実が遠のいていくのを避けられない。正確にいうならばアスペルガー的人間は内部／外部という区分の外にいるのである。自明性の外にいる彼らをもはや異邦人と呼ぶわけにもいかないかもしれない。われわれ自身もまた、彼らとともに反転のなかに放り出されているからである。しかしなぜ彼らには共同世界の外にいるにもかかわらず断片化が生じないのだろう。

こうなると、これまで断片化を押しとどめていたもの、すなわち共同世界（一つの現実）とは何であったかと振り返らざるをえなくなる。たしかに八〇年代までは、不動の中心（至高の現実）が疑われることはなかったし、子どもたちは集団のなかのコンセンサスを「現実」としてすり込まれてきた。というよりも、子どもはそれを喜んで受け入れていたはずである。共同体の現実をその発生機（生成過程）まで遡ると、そこではあそび体験が世界の共有の鍵をにぎっていたことがわかるだろう。あらためて定型発達の子どもが「あそび」を通じて共同世界に参入していく過程を振り返っておくとしよう。

たとえば幼児のままごとあそびのなかで、だれかが拾ってきた石ころをケーキとみなしたとする。そのコンセンサス（合意）はメンバー全員に一挙に浸透するのである。ごっこあそびに参入しているかぎり「それはケーキではない」ということは許されないし、チーズケーキかモンブランなのかが問われることもない。幼児のファンタジー／現実のなかでは、石ころはケーキに、バナナは受話器に、一挙に変換されるのである。この乱暴にもみえる体験の共有、いったいそこでは何が起こっているのだろうか。

ごっこあそびのなかで起こっていること、それこそが現実を共有するためのレッスンなのである。知覚成立の後に「ごっこ」、すなわち比喩（ファンタジー）が可能になっているのではない、じつは知覚とファンタジーは同時成立的であって、知覚が知覚となるには、知覚とファンタジーの揺らぎ

（反転可能性）がそこに前駆しているのでなければならない。すなわち、ごっこあそびは自他のあいだの共振を呼び起こしているのであり、そこではケーキやバナナが知覚と空想のあいだの中間体（知覚的空想）となっているのである。

つまり知覚過程はそれ自体として成立するのではない。むしろファンタジーを共有することを通して、はじめて知覚対象が対象として生成してくるといってもいい。その意味ではごっこあそびは世界の現出場面を再演しているともいえる。ごっこあそびが可能になる以前には、共同体による世界の共有（客観的世界）はまだ完成していなかったのである。

ここで思い起こしてほしいのは、この共同あそびがうまく作動しないことが自閉スペクトラム症の診断にとって必須とみなされていることである。ファンタジーと現実の交叉を受け入れない子どもにとって、ミニカーは自動車を模しているのではない（それは怪しく光る鉄の塊にすぎない）。アスペルガーの人たちがまったくごっこあそびを経由しないのかというとそうではないが、少なくとも彼らはごっこあそびに始まる一なる世界（共同世界）の共有過程に参入しないのである。

もちろんごっこあそびに興じる幼児たちにとっての世界は、まだ一つに収斂しているのではない。彼らにとっては世界の多元的構成の中心は固定されていない（それゆえあそびには自由と創造性が保たれている）。大人に向かう過程で、あそびの多様性が制限されて「至高の現実」が固まってしまうと、やがてごっこあそびの効用も色あせてしまう。じつはわれわれにとっての日常世界が形成される過程においても、ファンタジーと現実の揺らぎは存在したはずであるが、すでにわれわれは共同体の構成にあそびの魔法が介入したことを忘却している。

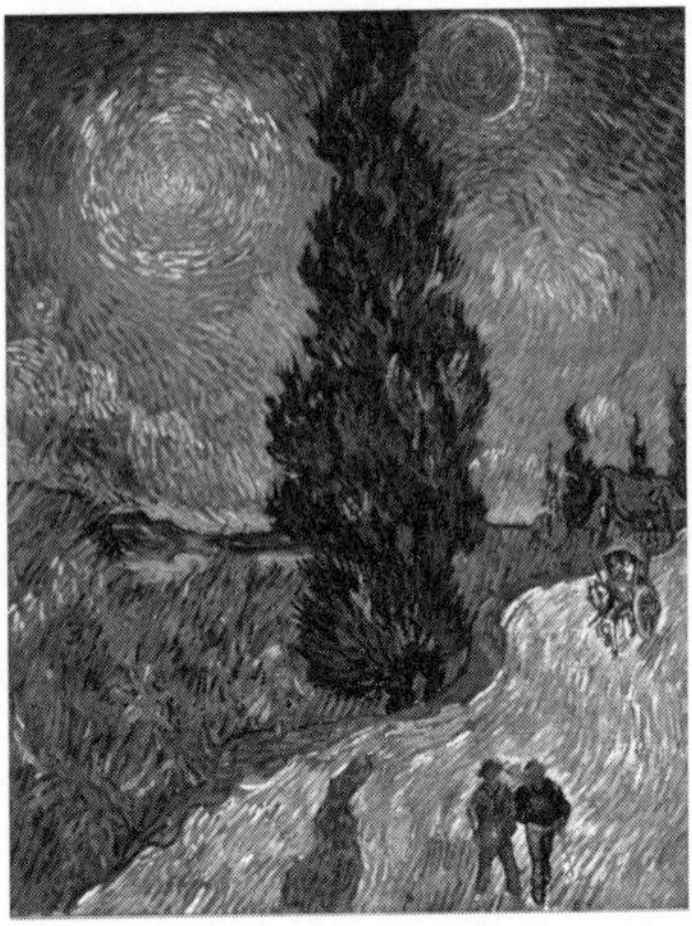

図７－２　『糸杉と星の見える道』
（ファン・ゴッホ，V. W., 1890）

構成するあそびが忘れ去られることによって、一つの世界が客観的相貌を獲得するということもできる。この過程でわれわれの知覚可能性も一つへと制限されるのである。われわれがミニカーを手に取るとき、それを怪しく光る鉄の塊としてみることはないし、椅子を眺めるときも、それを精密に編まれた木組みの彫刻物としてみることはできない。それはあらかじめ／すでにミニカーとして、あるいは椅子として、すなわち共同体のパースペクティブからの限定を被っている。

アスペルガー的人間には、こういった知覚世界の限定が作動しないばかりか、彼らは「ここからみている」というパースペクティブの限定にさえ縛られてはいない。いつでも中心が外されて周辺と中心は反転してしまう。そこには芸術家たちの認知にも近づくものがあると推測しうる。それは知覚／空想の枠組みを外れた世界――たとえばゴッホが描いた糸杉は、彼にはその通りに見えていたであろうし、ルオーのキリストには彼自身の空想とはいえない知覚的なものが含まれている。彼らが空想と知覚が反転するところに立つのでなかったならば、あのような描写はできなかったものと思われる。

しかし「反転」を経験しない人びとにとっては、ディカトミーによる限定を被った世界だけが客観的な現実であり、それ以外の世界の見えは幻覚か何かに価値下げされてしまうのである。忘れてはならないのは、たとえば統合失調症の人たちの幻覚は、彼らにとっては現実以上の現実《ハイパーリアル》であり、そこに幻《まぼろし》という共同体のパースペクティブが押しつけられた途端にアクセス不能になってしまうということである。情けないことに、共同体からの見えは今さらながら実証科学によって補強されて、心の臨床への支配を強めようとしているが、いずれは中心のない多元化の潮流のなかでそういった枠組みも相対化されなければならないだろう。

2　時間軸の弛緩——「過去」がリアルに浮かんでくる

流される現実、そしてβ位相のなかに閉じられていないアスペルガー的人間は、一つの時間軸にも閉じ込められていない。「いま・ここ」が中心として位置づけられないために、時間継起性（過去－現在－未来の連鎖）も十分に作動しないのである。それゆえいきなり留め金を外されたように、過去のイメージが湧出しはじめることもあるし、空想に没入して引き返せなくなってしまうこともある。そのとき過去－現在－未来という時間軸がリセットされて、世界／自己が時間的多元化に向けて滑走（タイムスリップ）しはじめているのである。

アスペルガーの経験する時間性は定型発達のそれとは大きく異なっている。モダンの人びとが、流れゆく多様性のなかに一つの固定点を定めようとして、過去－現在－未来という流れのなかに時

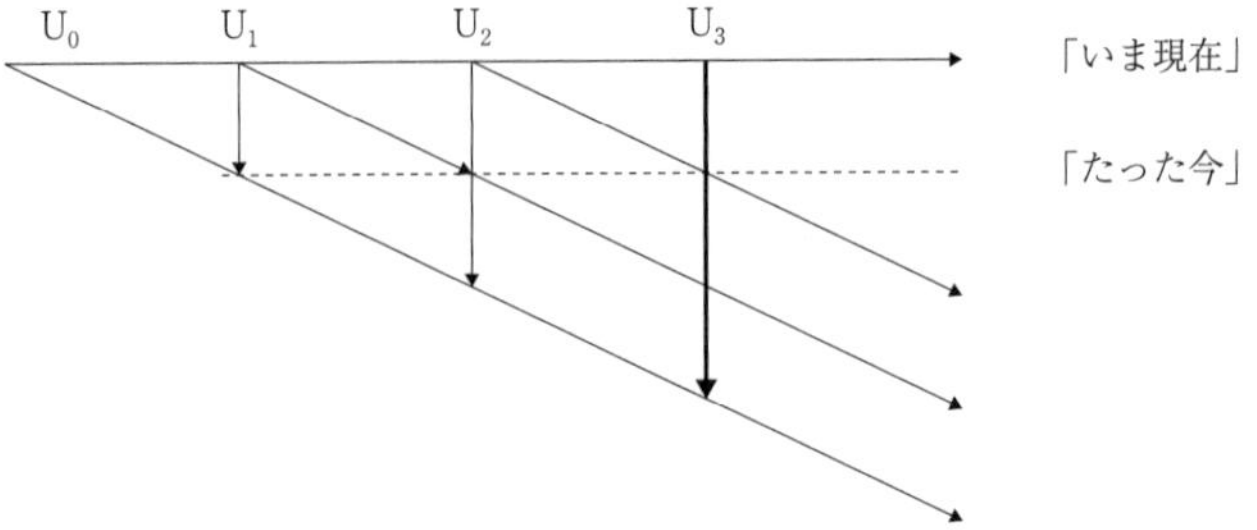

図7－3　時間図表（フッサール）

間的一貫性を確保するために編み出したのが「沈殿していく時間」のイメージであった。そこでは過去は現在を準備するもの、いつも「いま現在」に服従するものとして限定されることになった。もし過去が独立して勝手に立ち現れるならば、留め金をはずされたように流れはバラバラになってしまうだろう。「いま現在」はいつも過去を含み込んで立ち現れるのでなければならない。たとえば自己斉一性とは過去／現在の自分が同一の相のもとにあらわれることを意味するが、それらが「一なるもの」として立ち現れるには、過去が現在の背後へと退いて、そこからはリアルな相貌が剝奪されなければならない。そして過去がいま現在の背後に隠されるように「他者（他性）」も〈私〉の背後に隠されなければならない、そのイメージがモダン時代のヒエラルキーの原基ともなっている。

　この沈殿していく時間を単純にシェーマ化したのがフッサールの時間図表（図7－3）である。彼によれば、われわれにとってのいま現在はけっして点的なものではない。いつもすでに、ある厚みをもって体験されている。この厚みとは、たった今、過ぎ去ったものをなおも現在へとつなぎとめる働きとしての過去把持（Retention）によって可能となっている。過去把持とは、過去でありながら現在のなかに沈み込んで現在を構成している、いわば「現在としての過去」であり、それによっていま現在に厚みを与えている。同時に、それはいま現在の背後に過去が沈み込んでいくことを、つまりは過去から未来へという一本の時間軸を可能にしている。

上のシェーマのなかで、「いま現在」（U_0）は、次の瞬間（U_1）には「たった今」となって背後に沈みこんでいく。そして次の瞬間にはU_1もU_2の背後に沈み込むといった具合に、次々と沈み込んで、たとえばU_0は、U_3の瞬間には「把持の、把持の、把持……」という仕方で過去として背景化していく。われわれが現在として捉えるのは、表層部分でたった今を含みこんだ「広がりのある今」である。

モダンの人びとの意識のなかでは、あくまで過去は「いま現在」の背景に沈殿していくにすぎないものに格下げされている。過去はあくまで周辺に位置づけられるにすぎないのであり、いま現在がリアルである一方、過去はすでにないもの、つまり表象として現出するのでなければならない。少し以前の教科書には次のように記されている。(1)「知覚が感覚的に新鮮で色彩に満ちているのに対して、表象（イメージ）にはリアルさが欠けている。視覚的には何でも灰色にしか表象しない人が多い」。

沈み込んでいくという性格から、過去には遠い／近いという序列があらわれてくる。つまりいま現在（知覚）に近いほどリアルで、遠くに過ぎ去っていくほど、そこからはリアルさがうばわれていく。あくまで中心におかれるのは知覚的なリアルさであって、遠い過去（記憶イメージ）になるほど曖昧になっていくと考えられていた。かつての教科書にはリアルに（知覚的に）想起される思い出、すなわち映像記憶（ないしは直感像）が成人にあらわれることは稀だと記載されていた。ところが最近になって、そういった「いま現在＞過去（思い出）」というヒエラルキーが成立しなくなっているのである。実際に、今の青年たちに「思い出には色がない」と教科書どおりの説明をすると、きまって怪訝な顔をされる。彼らの抱く記憶イメージは、そのほとんどが映像的で色彩に満ちているのである。あきらかに彼らの多くはカラフルな内界を生きている。感情負荷の強いばあいには動画的に（映画のように）、あるいは自生的に（非意志的に）過去が浮かんでくることも珍しいことではない。いま現在だけがリアルで、過ぎ去った過去からはリアルさが剝奪される。そのような序列もまたモダン時代の先入観にすぎなかったのである。

生々しいリアルさで過去が湧いてくるというのは、過去が過去として過ぎ去ってくれないこと、沈み込んでいくという時間の性格が薄められていることを意味している。ところが〈私〉の一貫性とは、なによりも一本の時間軸のなかで可能になっていたはずである。ときには過去は今の自分とは別の時系列のなかにあるかのように感じられる。いま現在との関係を離れてリアルに、しかもバラバラに生起してくるといえば、かつては統合失調症の初期に特異的とみなされていた症状（自生記憶想起）であるが、先にも述べたように、今ではそういった兆候（ゼロ点兆候）がふつうの青年たちにもしばしば観察されるようになっている。

いま現在の知覚性（色彩豊かなリアルさ）／過去の表象性（色彩のない曖昧さ）といった対比が崩されて、過去が知覚的なリアルさで立ちあらわれている。それはテレビなどの映像文化やバーチャル空間への耽溺だけによって説明しうる範囲を越えている。ここでも中心＞周辺というヒエラルキーが壊されて、リアルとファンタジーの差異も失われている。いま現在の中心性が損なわれて、周辺に押しやられるべき過去が中心へと躍り出てくるのである。

3　脱自的融合――アニミズム的一体化

中心（いま・ここ・私）の留め金が外されて、周辺にあったものが中心に躍り出てくる。いま現在が過去を背景化するなかで成立していたように、〈私〉は内なる他者を陰の部分として含みこみながら成立していたはずであった（四六頁）。中心の神話の崩壊はそういった人称の軸にも及んでいるのである。

中心＞周辺というヒエラルキーが壊れるとき、時間軸では、リアルになった「過去」が自生的に湧出してくるように、人称の軸においては〈私〉の背後に潜伏していた内なる他者がリアルな相貌で、〈私〉に対峙して顕在化してくるようになる。それこそが人称性、ならびに空間性（身体性）を舞台に生じてくる中心の不在であって、その兆候の一つが第3章で紹介したイマジナリーコンパニオンであった。

もう一人の自分がいる――それは自分なのか他人なのかときかれても、その境界は必ずしも明瞭ではない。私＞他者というヒエラルキーがそこでは失われているからである。おまけにそこでは、ここ／そことといった空間性も不明瞭である。つまり「いま・ここ・私」の〈私〉＝ここというカップリングが外されて、〈私〉が「そこ」に向かって空間的にも遊離することにもなる。

それでは中心が決定的に外されて、体験の潮流に没我的に入り込んでいくときに何が生じるのだろう。先にも述べたように流れゆく現実と沈殿しない時間は統合失調症の自然な自明性の喪失にも共通しているが、もともとアスペルガーの人びとは一つであることに留まろうとしない、すなわち「いま・ここ・私」へとみずからを限局しようとしないために、統合失調症のような断片化をきたすこともない。その代わりに生じてくるのが体験との融合、一体化なのである。アスペルガーのケースをもう一つあげておこう。

サツキ（二五歳、女性）

彼女の最早期記憶はベビーベッドのなかで天井をみつめているシーンにまでさかのぼる。襖を隔てた向こうには家族の談笑があったが、それが自分には無縁なことに思えた。幼い頃から家族には違和感をおぼえていた。三歳のときには、自宅裏の更地で一人で時間を過ごすのが好きだった。三輪車でグルグルと同じところをまわり、しばしば「光に溶け込んでいるみたい」になっていたという。お気に入りはビー玉やプリズムの世界であったが、長い時間、ボンヤリと光のなかに没入していると、きまって「至福の時間」は母の叱責によって妨げられることになった。

子どもの頃はビーズ玉にうっとりしていた。時間って感覚がなくなるんですね。今いるところじゃないところにいっていました。今は、なかなかいけないんですね。その頃は自然にいっていたんだけど。「光りもの」をみると動作がとまってしまって……それでよく母に怒られていた。ステンレスの光のなかに入ってしまうと、自分がいなくなる感じになった。それがしょっちゅうだったもので……。［それはどんな感覚？］自分が全体のようにひろがって溶けている。［気持ちいい？］言葉とかは意味がない、無限にひろがっているから。たぶん現実の世界はなくなっていると思う。音もないし。［あなたはどこにいる？］溶け込んで一体になってひろがっている。何かに歓迎されている感じ。身体とつながらない。ゆっくり戻ってくる。［何と一体になっている？］宇宙っぽいです。岩とか、光とか、幼稚園の頃、陽だまりに入って、ホワンホワンしょっちゅうなっていた。それは別次元だから……身体から溶け出して現実に戻るのもゆっくりだから、ボーっとしていると母に無理やり幼稚園バスに乗せられて……小三まではそれで充電できると思っていたけど……。［それが続けられなくなったのは？］小三のときに「ぼーっとしている」って通知表にかかれて、やる気ないって母に怒鳴られて叩かれて……。

岩や光に溶け合って恍惚としている、それは脱自的融合、一体化というべき体験であるが、子ども の頃にはこれが頻繁にあらわれていたという。脱自的融合は部分的には解離性離人症（一四八頁）においても問題になっていたが、それがサツキには純粋な形であらわれていたのである。彼女は小学校四年になると、放課後、近くの海岸まで出かけて、そこで長い時間をすごすのを日課とするようになった。子ども時代はそこが唯一の居場所のように感じられたという。

そう、海だと一人になれた。海と一対一になって話していたし……。［どんな対話？］たわいない会話。時計とかから一切解放されているから……松林のなかで……別の世界にいるのを感じた。自宅から少し歩くと海岸だったから、そこで海と話していた。気づくと真っ暗になっていたり……海と一緒にいるときは自由で、現実とは関係なかったんです。面倒なことは考えない特別な時間。現実に関連することを考えないんです。たまに近くの高校の野球部の声が遠くできこえてきた。あー、あっちの世界では野球やっているんだって……別世界にいっていた。［そのときの自分は?］ふわふわで気持ちいい。溶けていた。すごく高く星空まで意識が入ったり、イメージがわいて世界を飛べる感じ。［場所を移動している?］すべてのものがみえる。［空間を移動?］たぶん……。［体はぬけがら?］そうです。［どんな感覚だった?］なんか研ぎ澄まされてくる。海だと解放される感じ。イメージがわいてくるときは感覚が研ぎ澄まされている。絵のイメージもいっぱい浮かんできたし……。

あのときのイメージ、どこまでも続いているみたいな……。［海が?］だけじゃなくて……光とかプリズムも……ワーッとなる。［別の世界に?］っていうか、こっちの世界にいなくなるので……その世界はこの世のすべてがみえるような、なんでしょうね。すごい気持ちいんです。どこにも重さがない。［実際に飛んでいる感じといったけど?］すごいひろい。［景色はみえる?］宇宙の色、光がある。不快とかは無縁な世界……。［そこにいきたい?］いいですね、どれだけ好きだったかを最近思い出してきた。すべてが解放されるんで、目の前にお味噌汁があっても臭いもなくなるし。［それはどこだと思う?］どこなんだろう。［だれもいない?］いない。［ほかの人はいなかった?］とりあえず、だれからも否定されない、祝福されている……。［海の場合は?］そのうちしゃべりだした。何もいってくれないこともあるけど、あの石、海よりもそっちのほうが好きかも。幼稚園とかはよかった。そんなに怒られなかったし……裏庭で幼稚園バスを待っていて、一緒にいてくれる子も気にしないでいてくれた［同じ体験している人は?」いますよ、あの世界はだれでももっていそうな世界だから……どこにもない感覚、すごい充実感で、絵のイメージが浮かぶのもそれと似ている。あの世界にはまたいけるようになりたい。

「不快とかは無縁な世界」とサツキは語っていたが、しかしそれはモダンの人びとにとっての「外部」であったはずである。そうやって一五歳までのサツキは日常世界の外に出立していたのである。「あの世界」に没入するときには、まるで留め金が外れたように捉えられてしまうのだという。

全部、自分で判断する前に浮かんでいた……ほかの人もあるんじゃないですか。〔絵をかいていたときは?〕浮かぶものばかりかいていた。〔気持ちよく浮かぶのは?〕陽だまりでワーッと浮かんでいて気持ちいい。イメージと溶け合って〔海のときも?〕そうでした。ずっとこのままがいいなと思った。溶けているときは時間とかの概念はなくて……。〔過去が出てくると?〕今の感覚がなくなる。そのせいですか。フラフラするのは……グルグル回りはじめると帰ってくるところがない、どこにいくかわからないという感じになることもある。

しかし光や海との一体化、あるいは時間感覚を失って拡張していく体験世界、それこそが外部にあることの恍惚にほかならないが、この脱自的融合の機会は一五歳を境に薄れていったのだという。

サツキにとって、母親をはじめとする他者はこの体験を妨げる存在でしかなかった。脱自的融合が難しくなったのは、あきらかに彼女が周囲への適応を優先するようになったことと期を一にしていた。

ともあれプルーストのような恍惚、マドレーヌと紅茶によって引き起こされる無意志的想起にも似た快感を一五歳までのサツキは毎日のように体験していたのである。彼女がうっとりして光や海に溶け入っているときに何が起こっていたのか。そこにあったのは自己と対象の区別もなく、客観的時間や空間も介在しない、いわば限定のない開かれた意識状態のなかへの漂流であった。フッサールによると自己中心のパースペクティブに固定される以前、身体中心化が発動する以前にあるのは遍在的身体性であるが、そこでは、絶対的ここ／相対的そこの差異さえ生じていないという。おそらくアスペルガーの人たちの脱自的融合も、本人の意思（能動的総合）の発動以前に生起するα位相、すなわち受動的生成の場にほかならないものと推測しうる。

それは自生的（無意志的）に開かれた意識状態であり、連合が自然に生起する創造の源泉に近いということもできるかもしれないが、おそらく人が日常世界に住みつくためには（受動的生成から触発を介して能動的総合にいたる過程で）先反省的な次元へと透明化（背景化）しなければならない位相であろう。ところが日常世界（自己と世界が分節した世界）に到達することのないアスペルガーの人びとは開かれた意識のまま、そこに留まってしまうのである。

〈この章のまとめ〉

- 中心のない多元化をベースに登場してきたのがアスペルガー的人間であり、彼らのなかでは空想と現実の境界が曖昧で、容易に内部／外部が反転し、時間軸も弛緩しており、ゼロ点兆候が頻繁に出没する。
- 彼らはモダンのディカトミーの支配から自由であるため、しばしば脱自的融合（α位相）に入り込んでしまう。そこには創造的領域に接近するポテンシャルが認められる。

註

（1）ヤスペルス（内村祐之・西丸四方・島崎敏樹・岡田敬蔵 訳）（一九五三）『精神病理学総論 上巻』岩波書店

いずれも「内部」から疎外されて「外部」に超出しているにもかかわらず、統合失調症とアスペルガーではその相貌が大きく異なっている。両者の違いはいったい何に由来しているのか。重要なポイントは、自然な連合（創造）の場としてのα位相は意識には現前しない、すなわちそれは外部にあるが、しかし逆は真ではないこと、すなわち、ただ外部に超出するだけでは必ずしもα位相に到達しないという点にあった。

アスペルガーと統合失調症の相違点を表終‐1のようにまとめておこう。統合失調症の急性期にみられる幻覚や妄想において特徴的なことは、そこに得体の知れない他者（超越論的他者）が出現することである。超越論的他者とは、〈私〉について語る特定できない（経験世界に定位されない）他者のことであるが、それは一つの〈私〉の成立する（定型発達の）手前で背景化したはずの内なる他者（四六頁）の顕現にほかならない。つまり幻聴や妄想のなかでは、世界はシニフィアンとな

表終－1

	超越論的他者	人格の多元化	α位相との接触
アスペルガー	(－)	(＋)	(＋)
統合失調症	(＋)	(－)	(－)

り、〈私〉はシニフィエ（意味されるもの）になっている。統合失調症の幻覚はつねに〈私〉について語るのであり、妄想はいつでも〈私〉を名指すものとなるのである。それは乳児期の親和的他者（母）のまなざしの射映であって、一つの〈私〉が形成される起点としての他者（他性）の氾濫を意味している（それゆえに統合失調症は「定型発達」の病、あるいはモダン時代の狂気といわれる）。そして、この病が回復不能である理由は、彼らが外部に向かって超出するとき、α位相に到達することができないからであった。モダンのディカトミーのなかで、内部と外部のあいだには大きな亀裂が生じていて、彼らはそこへと呑み込まれてしまうのであった。

一方で、もともとモダンのディカトミーに参入していないアスペルガーの人びとにはそういった亀裂は無縁であり、彼らは一つの〈私〉に限定されていないし、仮に幻覚や妄想をきたしても、そこに超越論的他者は出現しない。はじめから外部に棲んでいる彼らはα位相からも隔絶されていない。ときおり彼らのなかに見られる脱自的融合や並外れた創造性もα位相との親和性をあらわしているといえる。

両者の関係から、創造性と狂気の関係がみえてくるであろう。創造的であるためには「ふつう」を越えてゆかなければならないとすれば、それがしばしば狂気（非理性）との関係で語られてきたのもわからなくはないし、少なくとも両者は「ふつう」の枠組の外にあるという点では一致している。しかしモダン時代にわれわれが目のあたりにしてきたのは、外部（疎外、自明性の喪失）にあることで人びとが回復不能な陥穽（統合失調症）に追い込まれていく過程であり、それは天才の創造性や宗教家の超越とは対極におかれていたはずである。仮に統合失調症の人びとが病初期にオットーのいうヌミノーゼを体験するにしても、それは聖なるものどころか、むしろ悪魔的相貌をおびて被害妄想の原基になることの方が圧倒的に多かったのである。狂気にともなわれる破壊と、天才や宗教家における創造とのあいだには大きな懸隔がある、そうみえていたはずである。

一方、アスペルガーにはそういった創造性に近づくものをみてとることができる。サツキの語っていた脱自的融合とは不快などと無縁の世界であり、そのなかで彼女はスピリチュアルな恍惚に浸っていたのである。じつはそれは第6章で紹介したくらやみに飛び込んでいったときのメグミの瞬間的恍惚とも重なっている。メグミにとっては、恍惚は「戦慄すべきもの」に裏書きされていたが、まさにそこにはヌミノーゼに近いものがあったと推測しうるのである。何よりも長いあいだ自明性の喪失を悩んでいたメグミは、おそらくはそれを機に快癒に向かっていったのである。

そうやって考えると、今われわれがどういった局面におかれているのかがおのずとみえてくるはずである。生き生きとした現実を手にしたいのであれば非現実（外部）に向かって出立しなければならない。受動的生成（連合）の場としてのα位相は、つねにβ位相（意識の現前）の手前に隠されている。それはわれわれにとっての外部、あるいは無意識ということもできるが、しかしこの「外部」というものがまたクセモノであった。モダンのディカトミーに染まっているかぎり、下手に外部に出立しようとすると破壊的な断片化を招いてしまうからである。一つであること（アイデンティティ）によって基礎づけられているかぎり、出立は危険な様相をおびてしまう。それを思うと、たしかに近代的主体の目には、自他未分化な脱自的融合（一次ナルシシズム）がひたすら忌避されるべきもの、おぞましいものとして映っていたのも理解しうるであろう。なぜ「転落」（統合失調症の発病）が危機的になったのかといえば、そこには受動的生成（α位相）のない不毛な真空地帯がポッカリと口をあけていたからにほかならなかった。

創造性と狂気——したがってそれは両刃の剣、どちらに転ぶかについては微妙なものがあるといわねばならない。創造的であるためには外部に出なければならないが、その逆は真ではない。転落の危機を回避したいのであれば、あらかじめモダンのディカトミーからしっかりと外出しなければならないのである。しかし、そうかといって出家まで考える必要もない、すでにわれわれはモダン時代のシェーマの外に立っているからである。

創造的な方向へと向かうのか、それとも統合失調症のように転落してしまうのか。たしかにわれわれも、もはや秩序の内部に安らいでいることはできないであろう。α位相に魅せられた芸術家、セザンヌでもゴッホでもいいが、彼らもモダンのディカトミーとは無縁な外部に棲んでいたようにみえる。そしておそらく彼らに認められた奇妙なこだわりさえ（α位相のなかで）意外な創造性をおびていたのである。彼らが描いたのは世界内の風景というよりも、まさしく源泉としての受動的生成のなかで共同世界のパースペクティブを外したところにみえてくる風景であった。おそらく描かれた外部は彼らにとっては溢れんばかりの生き生きした現実であったが、それは生前には正当な評価を受けることもなく、両者ともほとんど狂人としての扱いしか受けなかった。もし外部と内部をつなぐだれか（パトロン）がいなかったならば、作品は狂人の戯言として葬られたことであろう。

そのことは絵画にかぎらない、およそα位相が外部に位置づけられている以上、それが共同世界（内部）における価値を帯びるためには、それなりの危険な跳躍がなければならなかったはずである。
　しかしわれわれが立っている場所はそれとも異なっている。今となっては外部と内部をつなぐ必要もないし、それほどの跳躍も必要とはしない。何度もいうように、すでにモダンのディカトミーが過去のものだからである。もう一度、中心のない多元化のシェーマ（図終－2）にもどっておこう。そこに示されるように、中心を占めていたモード（主人格）が周辺へと退いていくにつれて、中央には空白部分があらわれていた。すでに人格モード間のヒエラルキーは消失しており、一つのモードがふたたび中心を占拠することもない。そして主体は並列におかれた複数の人格モードのあいだを推移しているのである。もし一つの小さな物語に投錨しようとすると、まなざしの地獄（第1章）に陥り、かえって「豹変」の危機に曝されることにもなりかねない（第4章）。あるいはどこにもない場所、つまり間主観性を失った自己世界に引きこもってしまうことにもなるかもしれないのである（第5章）。

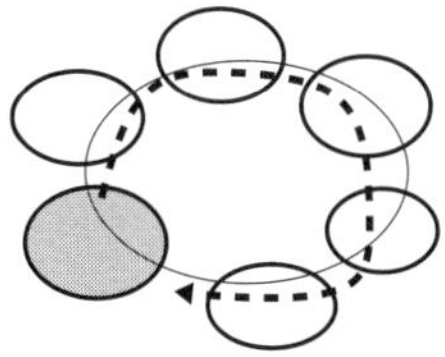

図終－2　多元化したモードのなかで（再掲）
複数の人格モードの序列が失われて中央が空白になっており，どれが中心に押し出されるのかがわからなくなっている。

　もうこのシェーマのなかには「亀裂」は描き込まれてはいないし、われわれは意を決してくらやみに飛び込んでいく必要もない。ただ「一つの〈私〉」の幻想、あるいはモダンのディカトミーを手放して、多元的自己を受け入れていけばいい、そうすれば中央に空けられた

「穴」が α 位相（受動的生成）へと近づく通路になりうるのである。このみえない中心こそがわれわれにとっての新たな抜け穴になってくれるかもしれないと期待しうる。

万華鏡のように、地が回転すると図も違ってみえてくる。モダン時代のディカトミーのなかで成立していた神経症／境界例／精神病というヒエラルキーも崩れ、リアルとファンタジーという境界も成り立たない今となっては、もう古いシェーマにとらわれてばかりもいられない。一つの〈私〉というのも、われわれにとっては幻想にすぎなかったことを認めなければならない。それもまたモダン時代の大きな物語という地にかかれた図にすぎなかったのである。モダン時代には転落とみなされたものが創造のポテンシャルを帯びてくる、そういった反転を生きる柔軟性こそが求められている。

物語を反転させて、「みえない中心」をみえないままに保つこと、その場所を超越論的な位相（α位相）のために空けておくのでなければならない。本当に大切なものは「みえるもの」（実証的思考）の外にある。経験的自我（みえるもの）が超越論的自我（みえないもの）の役割を肩代わりして引き受けるときには、いつでも自閉があらわれてくるというブランケンブルクの指摘を思い出しておこう。それは統合失調症だけにいえることではない、超越論的次元への感性を見失い、「病識のない狂人」に陥ってしまっていたのは正気の人びとだったのかもしれない。いずれにしても転落か創造か、どちらに転ぶのかはひとえに受動的生成との関係をどう結んでいくのかにかかっている。

あとがき

統合失調症から人格の多元化、そしてアスペルガー的人間にいたるテーマ変遷の背景にみえてきたのは、「みえないもの」を封印していた境界線がなし崩しにされて、中心のない多元化が世の中に拡散していく過程であった。今日にみられる精神の危機は、今なおみえないものを強引に実証科学（みえるもの）の支配下におこうとする学問的囲い込み、そしてみえないものをみえないものとして扱ってきた精神病理学や精神分析学の決定的凋落によって象徴されている。超越論的ないしは無意識的領域を経験的方法で扱っていこうとすること自体が、すでに述べたように一種の自閉になぞらえることができるのである。こうした危機を打開していくには、精神病理学が心の病理のみを対象とすることをやめ、また精神分析も定型発達（神経症）をベースとしたフロイトやクラインからの脱出に自覚的にならなければならないだろう。そうしなければα位相を安易に引き寄せようとする最近の瞑想的方法（マインドフルネス）などによって、あらたな転落が呼び込まれることにもなりかねない。

私事にわたるが、まだ私が医学生であった頃、先輩のツテをたどって田舎の精神科病院の閉鎖病棟に一週間、泊り込んだことがあった（当時はまだそういう自由が許されていた）。古ぼけた病棟の片隅にたたずむ統合失調症の青年たちは謎めいていて、まるでその一角だけが世界から切り離されているかのようにみえた。彼らの言葉は私の頭にはまったく入ってこなかったが、落ち葉に湿った病院の庭をうろつきながら、この病気には何か深淵な秘密が隠されている、そういう思いに憑りつかれてしまったものである。以来、十数年のあいだ、心の秘密なるものを探して、統合失調症の人たちの自然な自明性の喪失、ないしは超越論的他者とは何かといったテーマに取り組んできたが、結局のところ、どうあがいても満足しうる答えに辿りつくことができなかった。それは私自身がモダンのディカトミーのなかにとっぷりと浸かっていたせいもあるかもしれない。

そんなぼんやりした頭に一撃を食らわされたのは、九〇年代も半ばになる頃、もう一つの不思議が目の前に姿をあらわしてきたからであった。ある日の午後、記憶のブラックアウトを訴えて、外来を訪れた若い婦人には、その初っ端から度胆を抜かれてしまった。面接中に過呼吸を起こして失神し、やっとのことで両脇をかかえてベッドに横たわらせたとたん、彼女はおそろしい形相で「おまえを殺す」といってこちらを睨んできたのである。まぎれもない、それが交代人格というものにはじめて出会った瞬間であった。もの心つく頃から「彼女」はずっと主人格に寄り添って潜伏し、突如として歴史（生活史）をふまえた「人物」として私のまえに姿をあらわしてきたのである。医療を毛嫌いしていた「彼女」は、その後も出没して、私との面接記録を逐一ブログに公開するというふとどきさえ働いてくれた。

それからというもの、続々と人格の多元化を訴える人たちが来院するようになったが、彼らの体験する「〈私〉のなかの他者」は、統合失調症の超越論的他者とはまったく対極におかれるものであった（たとえば解離性障害には幻聴が頻繁にともなわれるが、そこに超越論的他者はあらわれないし、逆に統合失調症に人格の多元化がともなわれることは原則としてありえない）。

考えあぐねていたところに、さらにもう一つの不思議が救いの手を差し伸べてきた。それが九〇年代後半から新たな勢いで増殖してきたアスペルガー症候群の人たちであった（自然な自明性の喪失のなかにいる彼らにはしばしば人格の多元性がともなわれる）。しかもアスペルガーは正常／異常の境界をいとも簡単に破って、ふつうの青年にも紛れ込んでいるのである。その頃、封切られた映画「ビューティフルマインド」の主人公（ジョン・ナッシュ）は紛れもない、イマジナリーコンパニオンをともなうアスペルガー（診断は統合失調症）であったが、まさに彼は時代の境界を象徴しているように思えたものである。

こうして統合失調症から人格の多元性、そしてアスペルガー的人間へと興味が推移していくなかで、思わぬ形で秘密の扉がみえてきたのであるが、もちろんまだ扉の向こうがみえているわけではない。今もって大きな秘密がわれわれの前に立ちはだかっていることに変わりはない。そして幸か不幸か、今もなお、私はアスペルガー的青年のたむろするキャンパスで、彼らのしめす不思議に日々頭を悩ませている。

本書で述べてきたことは、およそデジタル化した現在の専門学会の流れには添わない内容であるに違いない。参考にした初出も大幅に書き換えられており、あえて関連する先行研究などもいちいち掲載することをしなかった。ただし第3章の「一般学生への調査」については、第一四回日本トラウマティックストレス学会における後藤和史氏（愛知みずほ大学）との共同発表の一部であり、その大半が後藤氏の労によるものであることを付言しておかねばならない。

繰り返すが、精神には対象化しえない位相が必然的に含まれているにもかかわらず、その「みえないもの」あるいは「語りえないもの」を対象とする領域はいまや息も絶え絶えといった有様である。そうしたなかで、今回も勁草書房の永田悠一氏にお力をいただいて刊行にこぎつけることができたことを感謝している。またカバー絵として、夢野久作の『ドグラ・マグラ』に取材した作品を寺澤智恵子氏から提供していただいた。あわせて感謝申しあげたい。

索　引

■か　行

■さ　行

■た　行

■な　行

■は　行

■ま 行

■や 行

■ら 行

著者略歴

香川県高松市出身。1981 年，広島大学医学部卒業。静岡県立病院養心荘（こころの医療センター），大垣市民病院精神神経科，名古屋大学医学部精神科講師を経て

現　職　日本福祉大学子ども発達学部心理臨床学科教授　医学博士
専　門　精神医学，精神病理学
著　書　『なぜ自殺は減らないのか』（勁草書房，2013），『「豹変する心」の現象学』（勁草書房，2009），『分裂病の精神病理と治療』（2 巻・4 巻　分担執筆，星和書店，1989･1992），『解離の病理　自己･世界･時代』（分担執筆，岩崎学術出版社，2012）ほか。

幻想としての〈私〉　アスペルガー的人間の時代

2017年 3 月25日　第 1 版第 1 刷発行

著　者　大《おお》饗《あえ》広《ひろ》之《ゆき》

発行者　井　村　寿　人

発行所　株式会社　勁《けい》草《そう》書　房

112-0005　東京都文京区水道2-1-1　振替　00150-2-175253
（編集）電話　03-3815-5277／FAX　03-3814-6968
（営業）電話　03-3814-6861／FAX　03-3814-6854
本文組版 プログレス・堀内印刷・松岳社

ISBN978-4-326-29923-2　Printed in Japan